ニュートン式
超図解 最強に面白い!!

睡眠

JN247519

はじめに

　みなさんは，毎日ぐっすりと眠れているでしょうか。私たちは人生のおよそ3分の1を，眠って過ごします。普段はあまり意識しませんけれど，睡眠は私たちの人生の大きな部分を占めているといえます。睡眠不足になると，体はつらいですし，気分も重くなります。仕事や勉強の効率も，落ちてしまいます。

　日本人の睡眠は，不足しているようです。OECD（経済協力開発機構）が2018年に発表したデータによると，日本人の平均睡眠時間は，7時間22分でした。これは，調査対象の26か国の平均よりも，1時間以上も短い時間だといいます。睡眠不足になると，単純に翌日の生活の質が落ちるだけではありません。睡眠不足は，肥満や認知症など，さまざまな体の不具合を招きやすいことがわかりつつあります。

　本書は，睡眠の基本やぐっすり眠るコツなどについて，楽しく学べる1冊です。"最強に"面白い話題をたくさんそろえましたので，どなたでも楽に読み進められます。どうぞお楽しみください！

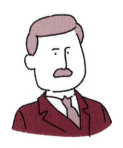

ニュートン式 超図解 最強に面白い!!

睡眠

イントロダクション

1. ぐっすり眠る方法

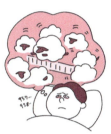

2. 眠りのしくみ

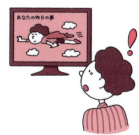

3. 睡眠と関係がある恐ろしい病

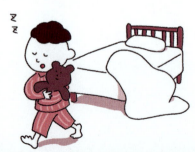

4. 動物たちの睡眠と冬眠

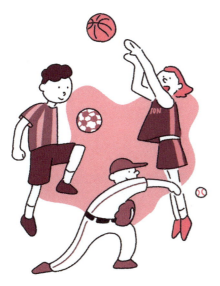

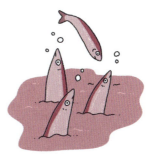

イントロダクション

数日間にわたって睡眠不足がつづく状態を，「睡眠負債」とよび
ます。イントロダクションでは，睡眠負債をキーワードとして，
私たちの睡眠の現状や問題点などについて整理します。

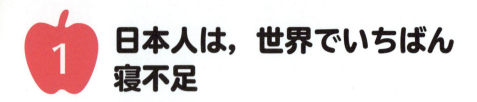

日本人は，世界でいちばん寝不足

睡眠不足が慢性化すると，睡眠負債に

　近年，「睡眠負債」という言葉が注目を集めるようになっています。睡眠負債とは，どのような状態のことをいうのでしょうか。

　毎日8時間の睡眠を必要とする人が，ある日，何らかの理由で6時間しか眠らなかったとします。この2時間の睡眠不足は，それだけでは睡眠負債とはいいません。しかし，睡眠不足が何日も重なり，数日から数週間の単位で睡眠不足が慢性化した状態になると，睡眠負債とよばれるようになります。

睡眠の貯金はできない

　睡眠負債は，日中のパフォーマンスを下げるだけでなく，さまざまな健康リスクにつながります。睡眠負債は，2～3日たっぷり眠ったくらいでは解消できません。また，あらかじめ寝だめをしても，その後の睡眠負債を防ぐ効果はありません。睡眠の貯金はできないのです。

　OECD（経済協力開発機構）の統計によれば，日本人の平均睡眠時間は7時間22分でした。日本人の平均睡眠時間は，調査が行われた国の中で最も短く，しかも年々短くなる傾向にあります。

国別平均睡眠時間

下の表は，OECD（経済協力開発機構）が2018年に発表した国別の平均睡眠時間を抜粋したものです。日本の7時間22分は，OECD加盟26か国の平均である8時間25分にくらべて，1時間以上も短いことがわかります。

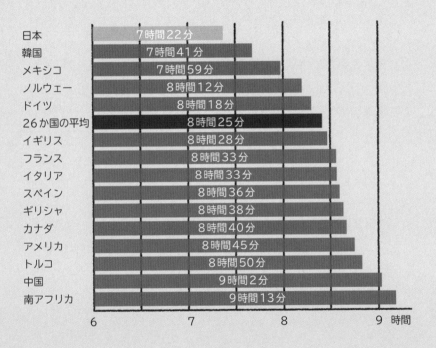

日本	7時間22分
韓国	7時間41分
メキシコ	7時間59分
ノルウェー	8時間12分
ドイツ	8時間18分
26か国の平均	8時間25分
イギリス	8時間28分
フランス	8時間33分
イタリア	8時間33分
スペイン	8時間36分
ギリシャ	8時間38分
カナダ	8時間40分
アメリカ	8時間45分
トルコ	8時間50分
中国	9時間2分
南アフリカ	9時間13分

（横軸：6　7　8　9　時間）

私たちの睡眠時間って，こんなに少ないのね！

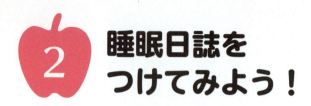

2 睡眠日誌をつけてみよう！

自分に必要な睡眠時間を知る

　1日に必要な睡眠時間とは，具体的に何時間なのでしょうか。一般的には1日7時間程度といわれます。しかし実際には個人差があり，1日6時間ですむ人もいれば，8時間でも足りない人もいます。したがって，自分が睡眠負債をかかえているかどうかを知るには，まず自分に必要な睡眠時間が何時間なのかを知らなければいけません。そこで，睡眠の専門家がすすめるのが，「睡眠日誌」です。

休日に２時間以上多く眠るなら，睡眠負債あり

　まずは自分の2週間分の睡眠日誌を記録しましょう。そして，平日と休日の睡眠時間をくらべます。休日に平日よりも2時間以上多く眠るなら，睡眠負債がたまっている状態だといいます。多くの現代人は，平日に睡眠不足が重なって蓄積した睡眠負債を，休日に遅くまで寝て解消しようとしています。「ソーシャルジェットラグ（社会的時差ぼけ）」といわれるこの状態こそ，睡眠負債をかかえる人の典型例です。
　もし，平日と休日の睡眠時間にほとんど差がなければ，それが自分にとっての必要な睡眠時間です。

ソーシャル・ジェットラグ

下のイラストは，睡眠日誌の一部を切り取ったものです。入眠から翌日の起床までの睡眠時間を，ペンなどで塗りつぶします。睡眠の中央時刻（入眠から起床までの中間時刻）に，平日と休日とでずれが生じることを，ソーシャルジェットラグといいます。

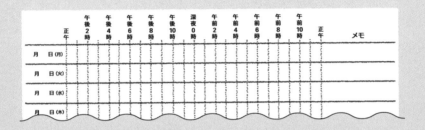

睡眠負債をかかえている場合の例

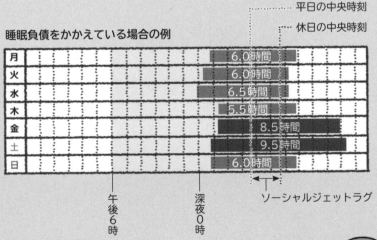

まずは2週間分くらいの睡眠日誌をつけてみるのがいいでしょう。

3 週末の寝だめでは，睡眠負債は返せない

2〜3日たっぷり眠ったぐらいでは，解消できない

　休日に多く眠ることによって，平日の睡眠不足をおぎなえるように思うかもしれません。**しかし，たまった睡眠負債は，2〜3日たっぷり眠ったぐらいでは解消できないといわれています。**

　それを示す実験を紹介しましょう。昼夜の長さが人の気分や感情にあたえる影響を調べるため，10時間は明るいところでふだんの生活

睡眠負債の返済

右は，毎日14時間ベッドに横になる実験の結果を示したグラフです。3週間ほど経つと，睡眠時間はおよそ8時間15分に落ち着き，睡眠負債は返済されました。この実験中，被験者たちの気分や活力は劇的に向上し，幸福感も増していました。

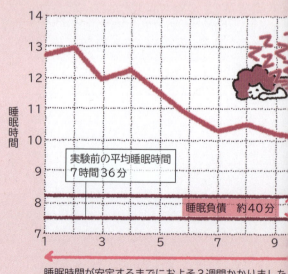

睡眠時間

実験前の平均睡眠時間
7時間36分

睡眠負債　約40分

睡眠時間が安定するまでにおよそ3週間かかりました

をし，14時間は暗い部屋でベッドに横になるという実験が行われました。被験者8名の，もともとの睡眠時間は平均7時間36分でした。

40分の睡眠負債を返すのに，3週間かかった

　被験者たちは，実験初日には平均12時間ほど眠りました。しかしその後の睡眠時間は短くなっていき，約3週間後には，平均の睡眠時間がおよそ8時間15分に落ち着きました。つまり，この8時間15分が被験者たちにとって必要な睡眠時間だったのです。もともとの睡眠時間を考えると，だいたい40分ほどの睡眠負債を抱えていたことになります。**被験者たちの睡眠時間が落ち着くまでに約3週間かかったことから，週末に長く眠っても睡眠負債を返せないことがわかります。**

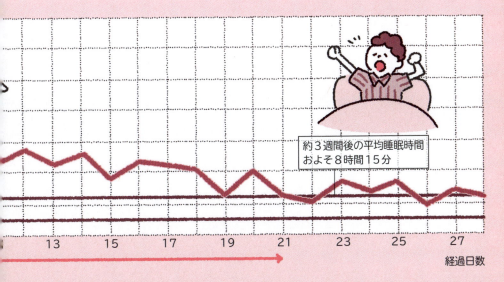

約3週間後の平均睡眠時間
およそ8時間15分

13　　15　　17　　19　　21　　23　　25　　27

経過日数

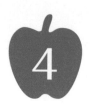

朝型か夜型かは，生まれつき決まっている

眠くなる時刻には，個人差がある

人間の体には，約24時間の周期をきざむ「体内時計」がそなわっており，眠気をもよおす時刻に影響をあたえています。約24時間という周期は平均値であり，実際には個人差があります。そして，周期が24時間より少し短い人は，眠気をもよおす時刻が早まり，早寝早起きの「朝型」になります。逆に，体内時計の周期が24時間より少し長

クロノタイプ

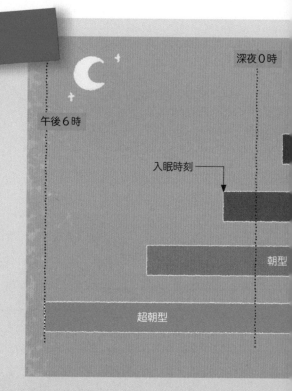

睡眠時間帯から，朝型や夜型といったクロノタイプの傾向を読み取ることができます。平均よりも早寝早起きの人は朝型，平均よりも遅寝遅起きの人は夜型といえます。多くの人は，朝型と夜型の間に位置する「中間型」です。

深夜0時

午後6時

入眠時刻

朝型

超朝型

い人は，遅寝遅起きの「夜型」になるのです。

努力で朝型に変えることはむずかしい

　朝型や夜型といった睡眠のタイプは，「クロノタイプ」とよばれます。クロノタイプは，300ほどの遺伝子の組み合わせで決まることが最近わかってきました。**生まれつき夜型の人が，自分の努力で朝型に変えることは，本質的にむずかしいといわれています。**たとえば夜型の人が早い時刻に就寝しても，あまり眠くならず入眠しにくくなります。就寝時刻は，自分のクロノタイプにあわせて決めるのが理想的です。

　クロノタイプは，年齢によっても変化します。10代以降は幼少期にくらべて夜型になりやすく，40〜50代以降は朝型に戻っていきます。

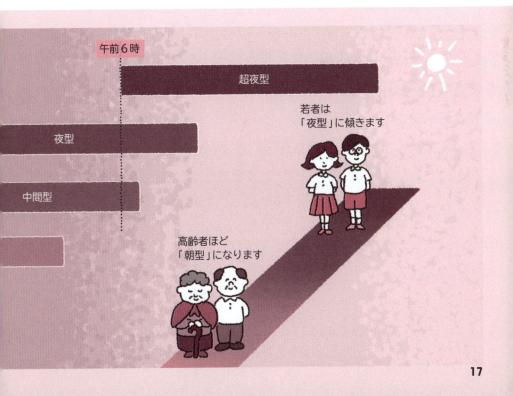

午前6時

超夜型

若者は
「夜型」に傾きます

夜型

中間型

高齢者ほど
「朝型」になります

恐竜のせいで，哺乳類は夜型だった

およそ2億年前からはじまったジュラ紀やそれにつづく白亜紀は，恐竜の全盛時代でした。私たちの祖先の哺乳類は，昼間に活動する恐竜を恐れ，夜間に活動していたようです。

当時の哺乳類は，小型のネズミのようだったといわれています。暗やみにかくれながら，虫などを食べて生きていたようです。現在の哺乳類も，夜間に活動した祖先の性質を引きつぎ，多くは夜行性です。また，現在の哺乳類は，鳥類などにくらべて視覚がおとる傾向にあります。これも，恐竜の時代に夜行性だった祖先の哺乳類の視覚が退化し，その性質が引きつがれているためだと考えてられています。

約6600万年前，恐竜をはじめ，たくさんの種が絶滅しました。原因は，小惑星の衝突に伴う大災害と考えられています。哺乳類はきびしい環境でも生き残り，その後，多様に進化しました。私たち人類の祖先は，その進化の過程で，昼行性に変化したようです。

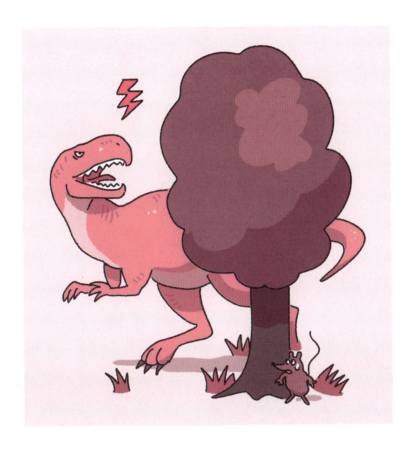

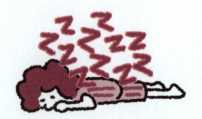

1. ぐっすり眠る方法

眠っている間，脳はどうなっているのでしょうか。また，ぐっすり眠るためには，どうすればいいでしょうか。第1章では，睡眠中の脳のようすや，熟睡のためのコツを紹介します。

1 高校生が，眠らない実験をやってみた

ラットの実験では，眠らないと死んでしまった

　人は，眠らないといつかは死んでしまうと考えられます。ラットの実験では，2～4週間の断眠ですべての個体が死に至ったという結果が得られています。人の連続断眠記録としてよく知られているのが，アメリカのサンディエゴの高校生ランディ・ガードナーが，1964年に行ったものです。ランディの実験の結果を紹介しましょう。

11日間の断眠の結果

　ランディ青年は，1964年12月28日に断眠実験を開始しました目がさえているときは通常時と変わらなかったものの，眠気が強くなるとここで示すような症状があらわれました。イラストは，症状のいくつかを表現したものです。

断眠実験開始

断眠1日目	断眠2日目	断眠3日目	断眠4日目	断眠5日目
December 28	December 29	December 30	December 31	January 1
午前6時起床。断眠実験スタート。	目の焦点が定まりません。	気分がかわりやすく吐き気がします。	集中力が欠如。幻覚が見えます。	断続的に空想にふけります。

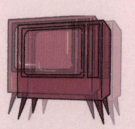

焦点が定まりません

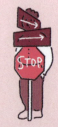

道路標識が人間に!?
幻覚が見えます

幻覚や記憶の欠落，文章が話せないなどの異常

　ランディは，断眠2日目で目の焦点が定まらなくなり，4日目で道路標識が人間に見えるといった幻覚を見るようになりました。4日目くらいからは，記憶が欠落するようになりました。7日目でろれつがまわらなくなり，8日目には発音も不明瞭になって，9日目には文章が最後まで話せなくなりました。指や眼球のふるえがみられ，まぶたを上げておくのも困難になりました。

　ランディの断眠は，まる11日間（264時間）におよびました。世界記録を達成したランディは断眠をやめ，14時間40分ほど眠ったといいます。幸いにもランディには後遺症が残りませんでした。しかし，長期の断眠が脳に障害をもたらした例もあり，非常に危険です。

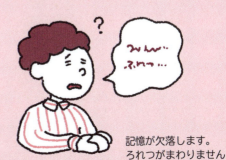

断眠6日目	断眠7日目	断眠8日目	断眠9日目	断眠10日目	断眠11日目	断眠12日目
January **2**	January **3**	January **4**	January **5**	January **6**	January **7**	January **8**
物を立体的に見る能力が落ちます。	明らかにろれつがまわりません。	発音が不明瞭になっていきます。	文章が最後まで話せません。	記憶や言語に関する能力が低下。	記憶や言語に関する能力が低下。	午前6時就寝。断眠実験終了。

指や眼球がふるえます

記憶が欠落します。
ろれつがまわりません

23

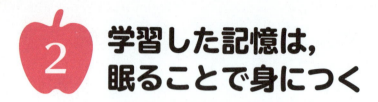

学習した記憶は，
眠ることで身につく

睡眠の役割の一つは，脳の疲労回復

　前のページでみたように，眠らずにいると，脳の活動にさまざまな不具合が生じます。睡眠の役割の一つは，脳の疲労回復だといえます。睡眠によって脳を定期的に休息させ，機能を回復させる必要があるのです。

勉強も運動も，眠ると記憶に残りやすくなる

　睡眠には，ほかにも重要な役割があります。それは，「記憶の固定」です。学習後すぐに眠ると，記憶の固定に効果があるという実験結果が報告されています。また，単語を覚えるようないわゆる勉強の記憶だけではなく，スポーツや楽器演奏の技術など運動の記憶も，眠ることで記憶に残りやすくなることが報告されています。

　私たちはおきているかぎり，さまざまな情報を脳に入力しています。記憶を定着させたいのなら，余分な情報を入力させず，学習で得た記憶が新鮮なうちに眠ることがとくに効果的なのかもしれません。しかし，睡眠中の脳で記憶が固定されるしくみは，まだ十分には解明されていません。

睡眠で技能も身につく

下のグラフは，パソコンのキーボードの数字のキーを，12分
間に決められた手順でなるべくすばやく打つという課題を行っ
たときの成績を示したものです。いずれも睡眠をとったあとに，
成績が向上しています。

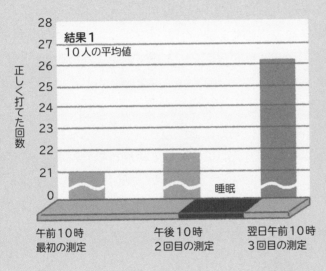

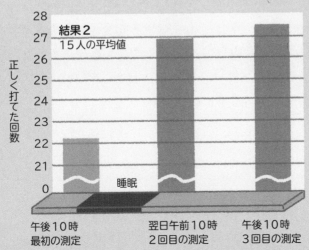

およそ1割の人の夢は白黒

あなたが見る夢には色がついているでしょうか。それとも白黒でしょうか。このような質問をすると，多くの人は，色つきの夢を見ると答えるようです。ところが，以前は白黒の夢を見る人の方が多かったという調査結果があります。これは日本に限った話ではなく，世界の各国で，似たような結果が報告されています。

その原因として，テレビの影響が指摘されています。子供のころに白黒テレビを見ていた人は白黒の夢を見ると答え，カラーテレビが普及した後の世代は色つきの夢を見ると答える傾向にあるというのです。

しかし，そもそも本当に，色つきの夢を見る人と白黒の夢を見る人がいるのでしょうか。実はみんな色つきの夢を見ているのに，色の情報を覚えていないだけだという説もあります。夢は身近で興味深い存在です。しかし客観性にとぼしいため，科学的に研究するには骨が折れるようです。

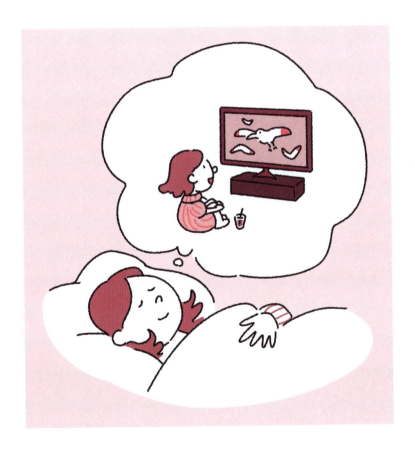

3 まずは,「睡眠サイクル」を知ろう

1回の睡眠サイクルの長さは,およそ90分

　通常,私たちが眠りに入ると,まず「ノンレム睡眠」とよばれる睡眠に入ります。ノンレム睡眠は60分前後つづき,それが終わると「レム睡眠」とよばれるノンレム睡眠とは状態のことなる睡眠に入ります。**ノンレム睡眠とレム睡眠のセットを「睡眠サイクル」といい,1回の睡眠中に4～6回程度くりかえされます。**1回の睡眠サイクルの

睡眠サイクル

入眠(左)から8時間後に起床(右)する場合にみられる,標準的な睡眠サイクルの例をえがきました。三つのステージからなるノンレム睡眠と,それにつづくレム睡眠が交互にあらわれる睡眠サイクルがみられます。

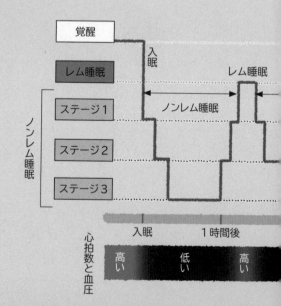

覚醒

レム睡眠　　　　　　　　　　レム睡眠

入眠

ステージ1　　　　　　　ノンレム睡眠

ノンレム睡眠

ステージ2

ステージ3

入眠　　　1時間後

心拍数と血圧　　高い　低い　高い

28

長さは，おおむね90分といわれます。その90分の中に占めるレム睡眠の割合は，1回の睡眠中に徐々に大きくなっていきます。

最初の1回目のノンレム睡眠が重要

ノンレム睡眠は，ステージ1から3までの3段階に分けられます。このうち，ステージ1と2は比較的浅い睡眠です。ステージ3がより深い睡眠であり，脳と体を休息させる重要な役割があります。**最初のノンレム睡眠にはステージ3が多く含まれますが，2回目以降はそれらの割合が少なくなっていきます。**したがって，少なくとも最初の1回目のノンレム睡眠をしっかりとることが重要です。また，ノンレム睡眠のステージ3の最中に目覚めると，不快感があるといいます。

注：最近では，レム睡眠の量と平均寿命に関連があるという報告もあります。

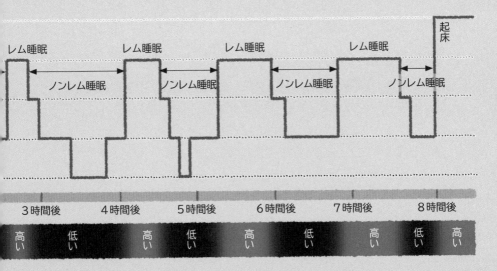

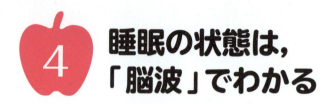

4 睡眠の状態は，「脳波」でわかる

ステージ1では，振幅の小さい脳波があらわれる

　ノンレム睡眠のステージ1～3は，睡眠中にみられる「脳波」のちがいで区別されます。脳波とは，頭につけた電極から読み取る電気信号の波です。脳の神経細胞（ニューロン）の活動で発生します。

　ステージ1に入ると，入眠前にみられた「アルファ波」が消えて，振幅の小さい脳波があらわれます。ステージ2では，「紡錘波」とよばれるさらに小きざみな脳波があらわれます。ステージ3に入ると，「デルタ波」とよばれる，ゆっくりと1秒間に1～4回程度振動する脳波があらわれます。デルタ波は，大脳の神経細胞がいっせいに休んだり活動したりをくりかえしていることを示しています。

脳波を正確に測定するには入院が必要

　睡眠の状態を客観的に把握するには，脳波を測定しなければなりません。しかし正確な測定には，病院に入院したうえで頭部や全身に多数の電極をつけるなど，大がかりな装置も必要になります。このことが，不眠症など睡眠障害の治療の足かせになっています。近年は，自宅で脳波を測定できる簡易的な装置の開発も進められています。

ノンレム睡眠の脳波

目を閉じてリラックスした覚醒時には，アルファ波がみられます。眠りに落ちるとすぐに，ノンレム睡眠のステージ1でみられる振幅の小さな脳波があらわれます。次にステージ2では，さらに振幅の小さな紡錘波があらわれます。深い睡眠であるステージ3でみられるデルタ波は，最もゆるやかに波打つ脳波です。

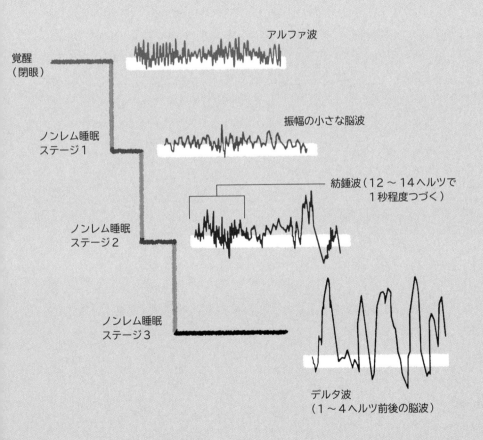

アルファ波

覚醒
（閉眼）

ノンレム睡眠
ステージ1

振幅の小さな脳波

ノンレム睡眠
ステージ2

紡錘波（12〜14ヘルツで
1秒程度つづく）

ノンレム睡眠
ステージ3

デルタ波
（1〜4ヘルツ前後の脳波）

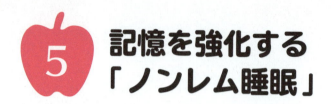

5 記憶を強化する「ノンレム睡眠」

神経細胞どうしの不要なつながりを解除

　近年の研究で，ノンレム睡眠は記憶の定着や強化に重要であることがわかってきました。

　記憶とは，脳の中にある無数の神経細胞どうしのつながりである回路が，脳の中で新たに形成されたり，強化されたりする現象だと考えられています。ノンレム睡眠中の脳では，神経細胞どうしの不要なつながりを解除するなどして，記憶の再構築と強化が行われているという説があります。

記憶に重要な「海馬」は，レム睡眠中に活発に活動

　一方で，レム睡眠も記憶と関係していると考えられています。脳の中で，記憶の形成に重要な役割をはたしている「海馬」は，レム睡眠中に活発に活動することがわかっています。レム睡眠は，ノンレム睡眠とはことなるメカニズムによって，記憶の固定にかかわっているようなのです。

神経細胞の回路と脳波

神経細胞は，ほかの神経細胞から信号を受け取ると，電気を発生させます。多数の神経細胞が発生させた電気を，頭部につけた電極でとらえたものが脳波です。

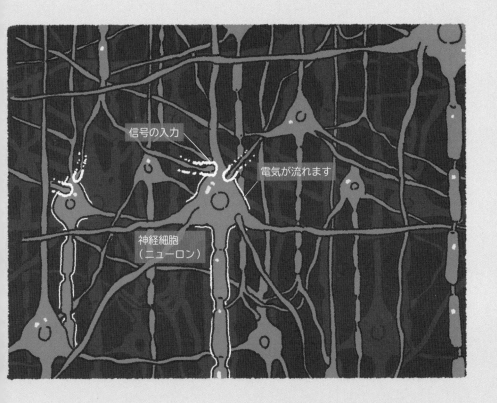

信号の入力

電気が流れます

神経細胞
（ニューロン）

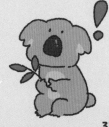

神経細胞どうしのつながりが，
回路のようだコア。

33

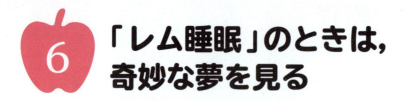

「レム睡眠」のときは，
奇妙な夢を見る

レム睡眠中の脳は，活発に活動している

　レム睡眠のレム（REM）とは，急速眼球運動を意味する「Rapid Eye Movement」の略で，睡眠中に眼球が小きざみに動く現象のことです。脊椎動物の中で，レム睡眠があるのは主に哺乳類と鳥類です。レム睡眠中の大脳は，睡眠中にもかかわらず，覚醒時に近い状態にあります。レム睡眠中の脳波を見ると，覚醒時と同じように小きざみに振動しています。さらに，レム睡眠中の脳では，覚醒時よりもむしろ活発に活動している領域が複数あることが，脳活動の可視化技術で見えてきました。

視覚と感情の領域が，レム睡眠中の夢と関係

　空を飛ぶなどの奇妙な夢，喜怒哀楽や不安といった感情をともなう夢の多くは，レム睡眠中に見ることがわかっています。レム睡眠中の脳では，理性的な判断にかかわる「前頭前野」の活動が低下する一方，視覚イメージを生みだす「視覚連合野」や，感情をつかさどる「扁桃体」が活発に活動しています。これらが，レム睡眠中の夢と関係していると考えられます。

レム睡眠中に活発な領域

レム睡眠中に，覚醒時よりも活発に活動する脳の領域をイラストで示しました。なお，レム睡眠中には，覚醒時よりも活動が低下する領域もあります。このイラストには示していません。

大脳右半球

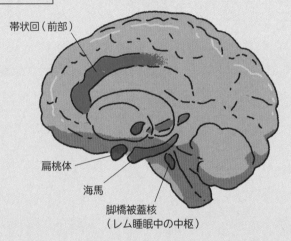

帯状回（前部）

扁桃体

海馬

脚橋被蓋核
（レム睡眠中の中枢）

大脳左半球

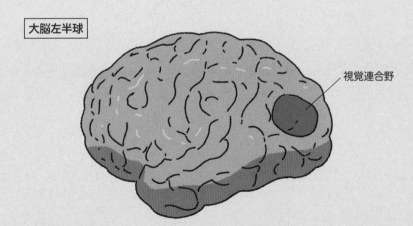

視覚連合野

35

なぜヒツジを数えるのか…

眠るために布団に入ったものの，なかなか眠りにつけないこともあります。そんなときにはヒツジを数えれば眠れる，という話を聞いたことがある人もいるのではないでしょうか。

この方法の発祥は，英語圏といわれています。しかしヒツジを数えることになった理由は，よくわかっていません。羊飼いが，昼間にヒツジを数えているうちに眠くなったからという説があります。一方で，英語でヒツジを意味する「sheep」と睡眠を意味する「sleep」の発音が似ているという，言葉遊びからはじまったという説もあります。

これまでの研究で，ヒツジを数える方法には，眠りをうながす効果はないことがわかっています。ヒツジを数えるよりは，リラックスできる風景を思い浮かべる方が早く眠りにつけたという実験結果も報告されています。

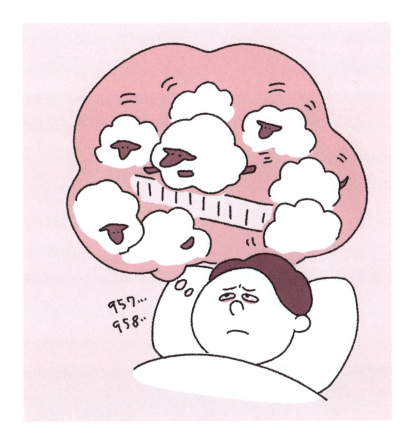

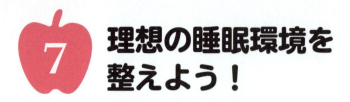

理想の睡眠環境を整えよう！

睡眠の質を高める寝室の環境

　「眠いのに，なかなか眠れない」。「十分に寝たはずなのに，眠りが浅い気がする」。そんなときは，寝室の環境がじゃまをしているのかもしれません。入眠をさまたげず，睡眠の質を高める望ましい寝室の環境としては，「暗いこと」「静かであること」「快適な温度と湿度を保つこと」の三つがあげられるといいます。

人の話し声には，大きな覚醒作用がある

　光は入眠をさまたげ，睡眠途中の覚醒をもたらす刺激であり，睡眠に悪影響をあたえます。就寝時の照明は最小限の明るさにするのが良いでしょう。また，起床前後に朝の光を浴びると，約24時間周期で体のはたらきを調整している「体内時計」（くわしくは58〜59ページ）がリセットされ，正常な睡眠リズムをつくるのに役立ちます。

　音も同様に，睡眠をさまたげる刺激となります。とくに，人の話し声には大きな覚醒作用があります。また，暑すぎたり寒すぎたり，湿度が高すぎたりといった環境も，睡眠の敵です。夏や冬は，夜の間中エアコンをつけて，快適な温度と湿度を保つのがよいといえます。

寝室の環境と睡眠

寝室の環境と睡眠への影響を，イラストにえがきました。できるだけ暗く，静かにして，快適な温度と湿度を保つのがよいでしょう。朝の光が入る環境も，望ましいといえます。

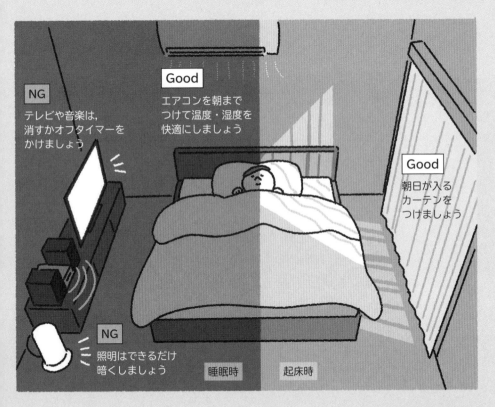

NG
テレビや音楽は，消すかオフタイマーをかけましょう

Good
エアコンを朝までつけて温度・湿度を快適にしましょう

Good
朝日が入るカーテンをつけましょう

NG
照明はできるだけ暗くしましょう

睡眠時　　起床時

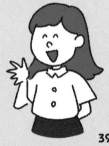

私も寝室の環境を，チェックしてみようっと。

8 入浴は，寝る２時間前までに済ませる

深部体温は，夜９時ごろから下がりはじめる

　体温と睡眠の関係も重要です。主に直腸ではかる「深部体温」は，皮膚ではかる「皮膚体温」よりも，３〜５℃程度高くなっています。この深部体温は，一般的には夜の９時くらいをピークに下がりはじめます。そして，入眠の前後でさらに下がり，睡眠中に最も低くなります。その逆に，皮膚体温は，入眠の前後で徐々に上昇していきます。

就寝直前の入浴は，ぬるめのお湯がおすすめ

　入眠の前後で，体の深部から皮膚への放熱がおきて，深部と皮膚との体温差が減ることはまちがいありません。ただし，深部体温をとにかく下げれば眠れるといった単純な話でもありません。手足などの末梢が温かくなって放熱がおきることが入眠に大事だという研究もあります。
　たとえば，寝る直前に熱い風呂に入ると，深部体温が下がりにくくなって入眠しにくくなることがあります。入浴は就寝の２時間程度前に済ませておくか，就寝直前に入浴する場合はぬるめのお湯につかるのがよいでしょう。

睡眠と体温の関係

深部体温と皮膚体温の変化を，色の濃さの変化で示しました。深部体温は脳や内臓における体温で，皮膚体温よりも3～5℃程度高くなっています。この体温差の減少と，それにともなう体外への放熱がおきることが，入眠前後の特徴です。

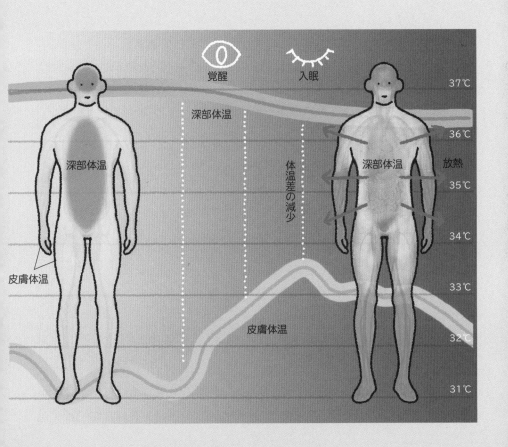

9 寝る前のスマホは，厳禁です

体内時計は，朝の強い光でリセットされる

　体内時計は，全身のすべての細胞にそなわっています。そして脳の視交叉上核とよばれる部位に，全身の体内時計の基準となる「マスタークロック」があります。このマスタークロックの時計の針は，朝早い時間に強い光を浴びることでリセットされます。しかし，夜遅い時間に強い光を浴びてしまうと，時計の針が1～2時間ほど巻きもどさ

青い光を感じとるしくみ

スマートフォンなどから出る「ブルーライト」とよばれる青い光は，体内時計のマスタークロックに影響をあたえます。眼の網膜にある神経節細胞の一部がブルーライトのセンサーとしてはたらき，その信号が視交叉上核にあるマスタークロックに伝わります。

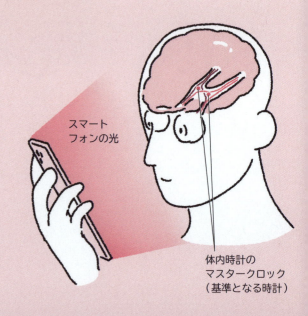

スマートフォンの光

体内時計のマスタークロック（基準となる時計）

れてしまいます。

青い光が，マスタークロックを調節している

　眼の網膜には，光をとらえるセンサーである「視細胞」が並んでいます。これらの視細胞からの信号を脳へと中継するのが，網膜の「神経節細胞」です。最近の研究で，この神経節細胞の一部は波長460ナノメートル（ナノは10億分の1）前後の青い光を感じとりその信号が視交叉上核にあるマスタークロックを調節していることがわかりました。スマートフォンなどに含まれる青い光は，このルートを通じて，体内時計に影響をあたえるのです。室内の照明も，夜間は薄暗いと感じるくらいの方が体内時計のためにはよいです。

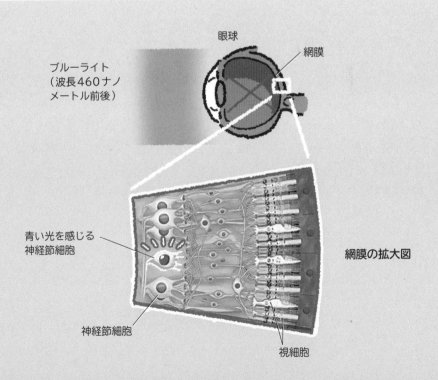

眼球

網膜

ブルーライト
（波長460ナノ
メートル前後）

青い光を感じる
神経節細胞

神経節細胞

網膜の拡大図

視細胞

10 昼間の仮眠は，15〜20分が理想的

ノンレム睡眠のステージ2で，眠気が解消される

　ほんの少しの間，仮眠をとるだけで，頭がすっきりした経験がある人も多いでしょう。十分な睡眠時間をとったわけではないのに，なぜ仮眠で眠気が解消されるのでしょうか。

　入眠するとまずノンレム睡眠のステージ1がはじまり，それにつづいてステージ2に入ります。このステージ2が，仮眠にとって重要な眠りです。ステージ2で，眠気の解消がある程度進むからです。

ステージ2の状態から，すっきりと目覚める

　仮眠をとる時間は，15分から20分程度がよいとされています。このくらいの仮眠であれば，ステージ2の状態から目が覚めることになるため，すっきりと目覚めることができます。30分以上長く眠ってしまうと，深い眠りであるステージ3に入ってしまいます。ステージ3の状態でおきようとすると，不快な状態で目覚めたり，もっと長く眠りたくなったりして，疲労感が増してしまうことがあります。

　仮眠が必要になるということは，睡眠負債を抱えている場合も少なくありません。夜の睡眠時間を，しっかり確保しましょう。

仮眠のコツ

入眠してから15〜20分ほどで，ノンレム睡眠のステージ2に入ります。このときに仮眠をやめるとすっきり目覚められます。30分以上の仮眠では，ステージ3の深い眠りまで入ってしまうので，不快な目覚めとなります。

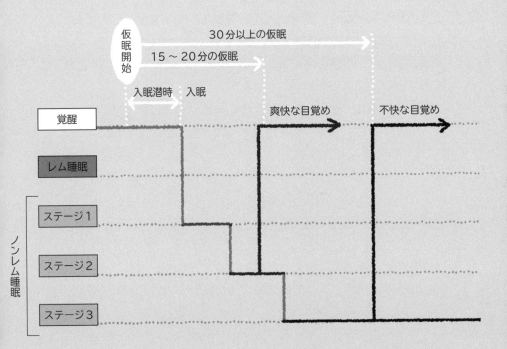

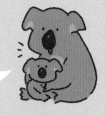

仮眠が長くなりすぎないように気をつけるコア。

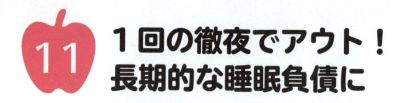

11 1回の徹夜でアウト！
長期的な睡眠負債に

徹夜明けの脳の機能は，酒酔い並みに低下

　徹夜をすると，脳のパフォーマンスがいちじるしく損なわれます。さまざまな実験から，睡眠時間をけずればけずるほど，そのけずった時間に比例してミスが増加し，判断力が損なわれることが示されています。徹夜明けの脳の機能は，酒酔いと同じ程度まで低下していることを示す報告もあります。

　徹夜で勉強して翌日のテストにのぞむといった，いわゆる一夜漬けも，睡眠による記憶の整理・定着が行われないため，学習の効率は悪いといえます。

徹夜明けは目がさえる

　徹夜をしている間，眠気は解消されることなく，どんどん蓄積されていきます。しかし，体内時計の目を覚まさせようとする信号は，睡眠の有無に関係なく増減します。このため一睡もしていなくても，朝になると妙に目がさえてくることがあります。

　しかし，蓄積した眠気は，眠ることでしか解決されません。1回の徹夜が，翌日以降の睡眠習慣を大きく乱し，長期的な睡眠負債をまねくきっかけにもなりえます。

徹夜明けに頭がさえるしくみ

徹夜をした場合の，睡眠圧と覚醒シグナルの変化をグラフで示しました。睡眠圧はふえつづけるものの，朝に覚醒シグナルが強まることで，目がさえることがあります。

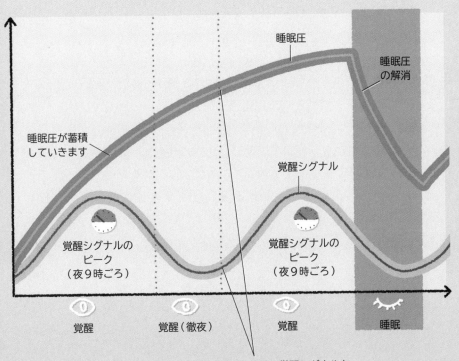

睡眠圧

睡眠圧の解消

睡眠圧が蓄積していきます

覚醒シグナル

覚醒シグナルのピーク（夜9時ごろ）

覚醒シグナルのピーク（夜9時ごろ）

覚醒

覚醒（徹夜）

覚醒

睡眠

眠気がかなり多いものの，覚醒シグナルも送られてくるので，頭がさえはじめます

徹夜明けに目がさえたとしても，体は睡眠を必要としているのだ。

12 眠るほど，バスケの シュートが上手くなる

足が速くなり，シュートの決まる確率も上昇

　アメリカで，バスケットボール選手である11名の大学生を対象に，睡眠時間をたっぷりとってもらう実験が行われました。まず最初の2〜4週間はふだんどおりの生活をしてもらい，その後の5〜7週間はできるだけ長く寝てもらうようにしました。その結果，睡眠時間は，平均で110分ほど長くなりました。

　実験の前後で，身体能力の測定を行ったり，心の状態についてアンケートを行ったりしました。すると，85メートルを走るタイムは，平均でおよそ0.7秒速くなりました。また，バスケットボールのシュート（フリースロー）が決まる確率は，10回中7.9回だったものが，10回中8.8回に上昇しました。

練習でも試合でも，達成感があがった

　アンケートによると，選手たちはやる気が上がる一方で，疲労感や落ちこみ，怒りの感情などが減っていました。また，練習でも試合でも，自らが感じる達成感があがりました。この調査を行った研究者は，十分な睡眠がアスリートにもたらすプラスの効果は，どのような運動やスポーツでも同じだろうとのべています。

睡眠とスポーツ

睡眠時間をたっぷりとることで，短距離走のタイムがよくなったり，バスケットボールのシュートが決まる確率があがったりしました。他のスポーツでも同様に，十分な睡眠がプラスの効果をもたらすかもしれません。

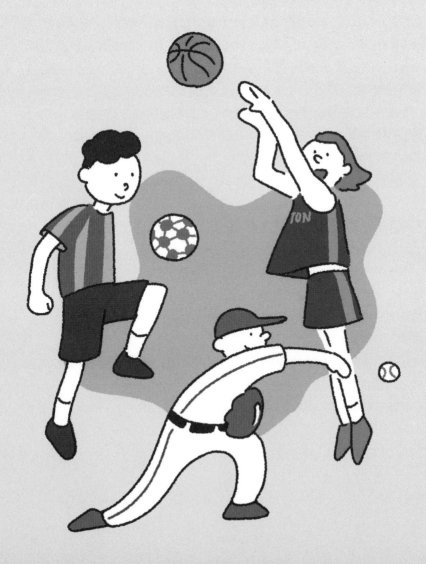

13 「寝る子は育つ」は，科学的に正しい

ノンレム睡眠のステージ３で，成長ホルモンが出る

　昔から，寝る子は育つといわれます。これは，科学的に正しいことがわかっています。とくに，ノンレム睡眠のなかでも最も眠りが深くなるステージ３が，子供の成長に大きな役割をはたしていると考えられています。

　ステージ３では，脳の「脳下垂体」という場所から「成長ホルモン」が分泌されます。一晩に数回あるノンレム睡眠のうち，初回のノンレム睡眠ではとくに分泌量が多くなります。

骨の身長や筋肉の増大などが，促進される

　成長ホルモンはその名のとおり，子供の成長にとって重要な役割をはたします。とくに骨の伸長や筋肉の増大，けがの治癒などが，成長ホルモンによって促進されます。健やかな成長には，深い睡眠が欠かせないのです。

　成長ホルモンは，成人にとっても重要です。成人の疲労回復や新陳代謝を促進するのも，成長ホルモンだからです。子供も大人も，しっかり寝ることが，いちばんなのです。

成長ホルモンの放出

上段のグラフはノンレム睡眠とレム睡眠の睡眠サイクルをあらわし，下段のグラフは血液中の成長ホルモンなどの濃度をあらわしています。二つのグラフの時間（横軸）は，対応しています。成長ホルモンは，最初の深いノンレム睡眠とほぼ同時に大量に放出されます。

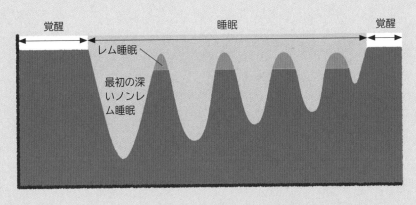

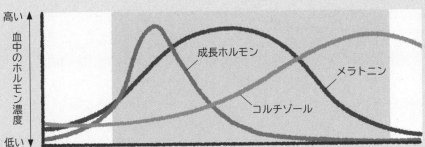

成長ホルモン
細胞の分裂をうながし，子供の体の成長や大人の体の疲労回復に重要なホルモン。

コルチゾール
体を臨戦態勢にするホルモン。起床に向かってふえていき，朝6時前後に最も多くなります。

メラトニン
体の活動度を下げ，眠気をもたらすホルモン。夜9時ごろからふえていき，睡眠中に最大となります。

睡眠不足のハチは，ダンスが雑

　寝不足でうっかりミスをしてしまった，というのはよく聞く話です。睡眠不足は人だけでなく，昆虫にも深刻な影響をおよぼすことがわかっています。

　アメリカのウィスコンシン大学ラクロス校の研究グループは，ミツバチの睡眠をさまたげたときに，ミツバチの行動にどのような変化があらわれるのかを観察する実験を行いました。ミツバチは，ミツのある花の場所などの情報を仲間のミツバチに伝えるときに，「しり振りダンス」とよばれる動きをします。実験の結果，寝不足のミツバチのダンスは，よく寝たミツバチのダンスよりも雑になり，うまく情報を伝えられなくなることがわかりました。

　研究者は，昆虫が一定時間以上動かないときに，昆虫が眠っていると判定するそうです。チョウやショウジョウバエなどのほかの昆虫でも，睡眠不足になったときにいつもとちがう行動をすることが，確かめられています。

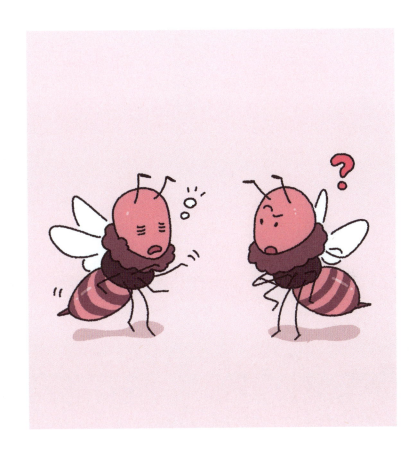

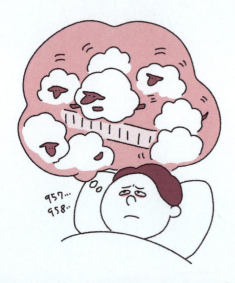

957…
958…

2.眠りのしくみ

人は，夜になると眠りたい気分になります。この眠気は，いったいどのようにしておきるのでしょうか。第2章では，眠気の正体を中心に，眠りのしくみについて紹介します。

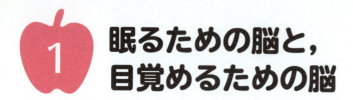

眠るための脳と，目覚めるための脳

睡眠と覚醒のシーソー

　眠気は，コーヒーを飲むと，一時的におさえられることがあります。これはなぜなのでしょうか。

　脳の視床下部などには，睡眠に深くかかわる神経細胞の集団である「睡眠中枢」と，覚醒に深くかかわる神経細胞の集団である「覚醒中枢」があります。睡眠中枢と覚醒中枢は，シーソーのように力くらべをしながら，私たちの睡眠と覚醒を切りかえています。

「アデノシン」は，睡眠中枢を優性にする

　私たちの体の中では，睡眠中枢と覚醒中枢の勢力を変える物質がつくられていることがわかっています。たとえば，体内の各細胞でつくられる「アデノシン」という物質は，睡眠中枢を優勢にして，シーソーを睡眠側へと傾けるはたらきをもっています。一方，視床下部でつくられる「オレキシン」という物質は，覚醒中枢を優勢にして，シーソーを覚醒側へと傾けます。

　眠気がコーヒーでおさえられるのは，コーヒーに含まれるカフェインが，アデノシンのはたらきを邪魔するからなのです。

睡眠中枢と覚醒中枢

私たちの脳には睡眠中枢と覚醒中枢があります。睡眠中枢と覚醒中枢は互いに抑制しあいながら，優勢になったり劣勢になったりしています。私たちが目をさましているときは覚醒中枢が優勢な状態，眠っているときは睡眠中枢が優勢な状態です。

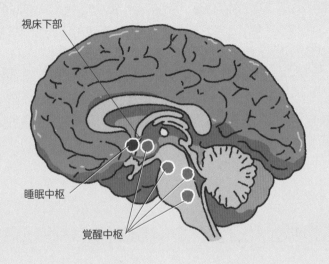

視床下部

睡眠中枢

覚醒中枢

覚醒中枢が優勢な状態　　　　　睡眠中枢が優勢な状態

オレキシン　　　　アデノシン

睡眠中枢　　　　　　　　　　　　　　覚醒中枢

覚醒中枢　　　　　　　睡眠中枢

覚醒　　　　　　　　　　睡眠

覚醒から睡眠へと移る必要が高まったとき，私たちは眠気を感じています。しかし眠気の正体はよくわかっていません。

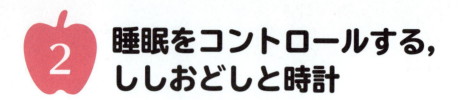

睡眠をコントロールする，ししおどしと時計

「睡眠圧」は，覚醒している間にたまる

　睡眠のしくみは以前から，「ツープロセスモデル」とよばれる仮説で説明されてきました。ツープロセスモデルとは，二つの過程によって，睡眠と覚醒のサイクルが進むという仮説です。

　一つ目の過程は，睡眠の欲求の強さを示す「睡眠圧」です。睡眠圧は，覚醒している間にどんどんたまっていきます。睡眠圧が十分にたまると，睡眠がはじまります。そして眠ることによって，睡眠圧は解消されます。睡眠圧の蓄積と解消は，十分に水がたまると傾いて水を吐きだす「ししおどし」にたとえることができます。

体内時計は，覚醒シグナルを変化させる

　二つ目の過程は，約24時間周期の「体内時計」です。体内時計は，睡眠圧の蓄積とは独立して，覚醒をうながす信号である覚醒シグナルの強さを，約24時間周期で変化させています。

　この覚醒シグナルは，午後9時ごろにピークをむかえ，その後に弱まります。すると，睡眠がはじまりやすくなります。睡眠がはじまると，睡眠圧が十分に解消されるまで睡眠がつづきます。

睡眠のしくみ

上のイラストは，睡眠圧のイメージであるししおどしと，覚醒
シグナルの波をつくる体内時計のイメージです。下は，ツープ
ロセスモデルのグラフです。睡眠圧の波と，体内時計がつく
る覚醒シグナルの波が，睡眠と覚醒を制御します。

睡眠圧のイメージである
ししおどし

覚醒シグナルの波をつくる
体内時計

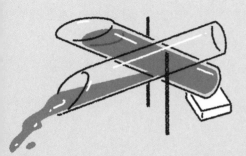

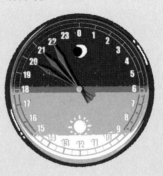

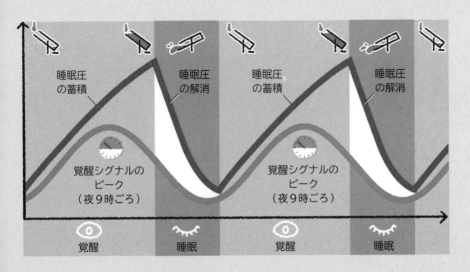

睡眠圧
の蓄積

睡眠圧
の解消

睡眠圧
の蓄積

睡眠圧
の解消

覚醒シグナルの
ピーク
（夜9時ごろ）

覚醒シグナルの
ピーク
（夜9時ごろ）

覚醒　　　睡眠　　　覚醒　　　睡眠

3 眠気の正体が見えてきた！

脳にある80種類のタンパク質が化学変化

　眠気の正体とは，いったい何なのでしょうか。有力な候補となる脳内の現象が，2018年に発見されました。**脳にある80種類のタンパク質が，「リン酸化」とよばれる化学変化をおこしていたのです。**この80種類のタンパク質は，「スニップス」と名づけられました。スニップスのうちの実に69種類は，神経細胞どうしの接点である「シナ

スニップスの変化と眠気

　シナプスにあるスニップスは，覚醒がつづくとリン酸化が進み，睡眠をとるとリン酸化が解消されます。リン酸化されたスニップスの量は，眠気のししおどしにたまる水にあたると考えられます。

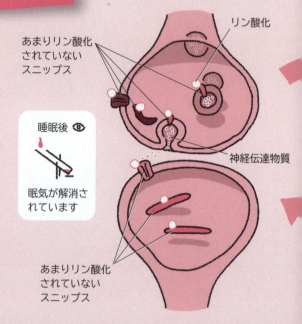

眠気が解消された状態のシナプス

リン酸化

あまりリン酸化
されていない
スニップス

睡眠後 👁

眠気が解消さ
れています

神経伝達物質

あまりリン酸化
されていない
スニップス

60

プス」に集中していました。シナプスは，神経細胞どうしが信号を伝達する場所です。

スニップスのリン酸化は，ししおどしの水

　マウスを使った実験によると，スニップスのリン酸化は，マウスが覚醒している間に進むことがわかりました。また，スニップスのリン酸化は，マウスが睡眠をとることによって解消されることもわかりました。

　スニップスのリン酸化は，眠気のししおどしの，たまっていく水にあたるものだと考えられています。 そしてスニップスのリン酸化の解消に要する時間が，その人に必要な睡眠時間なのかもしれません。

眠気がたまった状態のシナプス

リン酸化が
進んだ
スニップス

覚醒がつづく

覚醒がつづ
いたあと

眠気がたまって
います

睡眠

リン酸化が
進んだ
スニップス

睡眠中

眠気の解消が
進みます

夢の解読に成功！

「何か楽しい夢を見ていたはずなのに，思いだせない」といったくやしい経験がある人は多いでしょう。実は，夢の内容の一部を外部から解読することは，すでに実現しています。

画像や映像の情報は，脳の「視覚野」という領域で処理されます。また，「fMRI装置（機能的磁気共鳴画像装置）」を使うと，脳の活動パターンを記録できます。国際電気通信基礎技術研究所（ATR）の神谷之康博士らは，夢を見ている人の視覚野の活動パターンと，その人がおきている状態でさまざまなものの画像を見たときの視覚野の活動パターンをfMRI装置で測定し，照らし合わせました。その結果，夢の中に登場したものを，一部についてはおよそ7割の確率で当てることができたのです。

本人が見たことさえ覚えていないような夢を解読することも，原理的には不可能ではありません。もし将来，夢の解読が自在にできるようになったら，試してみたいでしょうか。

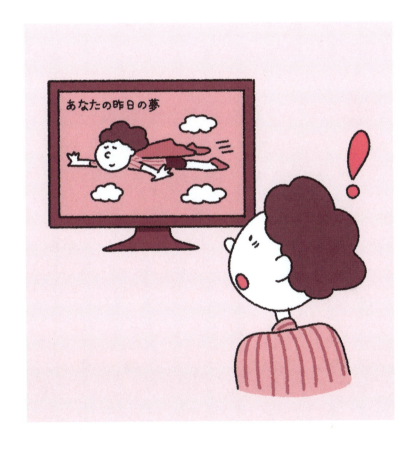

4 体内時計が生みだす 1日のリズム

体内時計の進みに応じて，ホルモンが変化

　生物学や医学でいう体内時計とは，1日のリズムを生みだすしくみのことです。体内時計は，専門的には「概日リズム」とよばれています。

　私たちの体は，陽が上ると目覚めて活動をはじめ，夜になると眠くなります。また，1日のうちに体温や血圧がゆっくり増減します。体内

二つのホルモンと体温の変動

私たちの体の中で，約24時間の周期で変化しているものの例です。ここでは，二つのホルモンと体温の変化を，グラフで示しました。

■ **コルチゾール**
覚醒に関係するホルモン。起床に向かって血中濃度が上昇し，6時前後に最大となります。

■ **メラトニン**
眠りに誘うホルモン。睡眠中に血中濃度が最大となります。

■ **体温(深部)**
起床時の36℃台後半から徐々に上昇し，約12時間後に37.5℃弱に達します。その後，急激に低下し，起床前には約36.5℃までさがります。

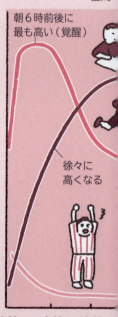

昼間

朝6時前後に最も高い(覚醒)

徐々に高くなる

6:00　9:00　12:00

時計の進みに応じて，睡眠または覚醒をうながすホルモンが分泌されるなどの変化もおきます。**これらのさまざまな体の変化を裏で支配しているリズムが，体内時計だといえます。**朝，だいたい決まった時間に自然に目が覚めるのは，体内時計のはたらきによるものなのです。

体内時計の周期には，遺伝的な個人差がある

ヒトの体内時計の周期は，平均で約24.2時間（約24時間12分）だとされています。また，周期には遺伝的な個人差があり，20分前後の差はめずらしくないといわれています。つまり，周期が24時間よりも長い人も短い人もいるのです。いずれにしても，地球の自転周期である1日と，おおよそ連動しています。

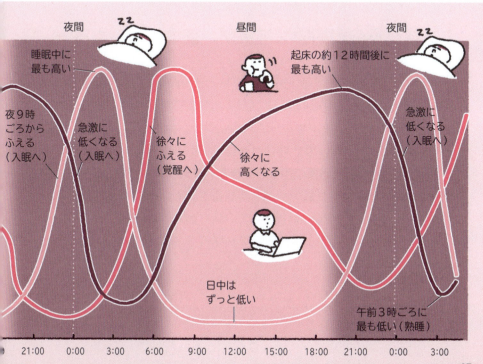

夜間　　　　昼間　　　　夜間

睡眠中に
最も高い

起床の約12時間後に
最も高い

夜9時
ごろから
ふえる
（入眠へ）

急激に
低くなる
（入眠へ）

徐々に
ふえる
（覚醒へ）

徐々に
高くなる

急激に
低くなる
（入眠へ）

日中は
ずっと低い

午前3時ごろに
最も低い（熟睡）

21:00　0:00　3:00　6:00　9:00　12:00　15:00　18:00　21:00　0:00　3:00

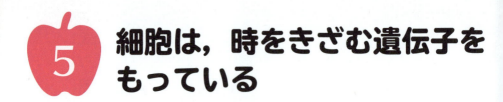

5 細胞は，時をきざむ遺伝子を もっている

ハエの研究で，遺伝子に異常がみつかった

　動植物が24時間周期のリズムをもつことは，古くから知られていました。しかしそのしくみは，長い間，謎に包まれていました。
　研究が大きな進展をみせたのは，1971年のことです。概日リズムの乱れたショウジョウバエを複数誕生させて調べたところ，同じ遺伝子に異常がみつかりました。つまり体内時計には，遺伝子がかかわっていたのです。

タンパク質の周期的な増減が，基本的なしくみ

　体内時計にかかわる遺伝子は，「*Period*」（周期の意味）と名づけられました。そして1984年，アメリカの生物学者のジェフリー・ホール（1945～　）やマイケル・ロスバッシュ（1944～　）らによって，*Period*遺伝子がはじめて取りだされました。さらに，ホールとロスバッシュは，*Period*遺伝子からできる「PERタンパク質」が，細胞内で24時間周期のリズムで増減していることもつきとめました。このPERタンパク質の周期的な増減が，体内時計の基本的なしくみです。そしてこのしくみは，あらゆる細胞一つ一つにそなわっているのです。

体内時計の基本的なしくみ

*Period*遺伝子から合成されるPERタンパク質が，細胞内で24
時間周期のリズムで増減するようすをえがきました。この増減
のくりかえしが，体内時計の基本的なしくみです。

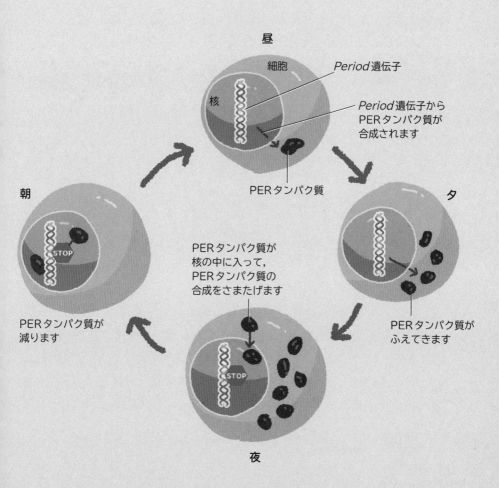

昼

細胞

*Period*遺伝子

核

*Period*遺伝子から
PERタンパク質が
合成されます

PERタンパク質

朝

夕

PERタンパク質が
核の中に入って，
PERタンパク質の
合成をさまたげます

PERタンパク質が
減ります

PERタンパク質が
ふえてきます

夜

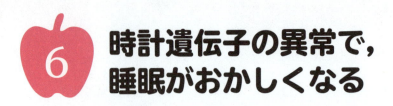

時計遺伝子の異常で、睡眠がおかしくなる

ある家系は，夕方から眠気を感じてしまう

体内時計にかかわる遺伝子の異常は，睡眠に大きく影響します。ある家系では，*Period*遺伝子の一つからつくられるPER2タンパク質が，通常のPER2タンパク質とくらべて，アミノ酸1個分だけことなります。この家系では，夕方から眠気を感じて夜8時には眠り，明け方前に目覚めてしまう「睡眠相前進症候群」がみられます。

一方，PER3タンパク質のアミノ酸が1個分だけことなる家系では，逆に明け方にならないと眠れず，朝になっても目覚めない「睡眠相後退症候群」がみられます。また，体内時計にかかわる*Cry*遺伝子の異常も，睡眠相後退症候群と関係しています。

生活リズムのちがいは，遺伝子の個人差かも

ほかにも，4～6時間といった短い睡眠でも問題なく暮らせる体質は，体内時計の24時間周期にかかわる*DEC2*遺伝子の異常と関係があるといわれています。これらは極端な例であるものの，朝型や夜型の人たちの生活リズムのちがいは，体内時計にかかわる遺伝子の個人差による場合があるとの研究結果が，近年ふえています。

遺伝子でずれる睡眠時間

「睡眠相前進症候群」では，夕方から眠くなり，明け方前に目が覚めます。「睡眠相後退症候群」では，明け方になるまで眠れず，朝になっても目が覚めません。これらの睡眠障害は，時計遺伝子のわずかなちがいによって発生する場合があることがわかっています。

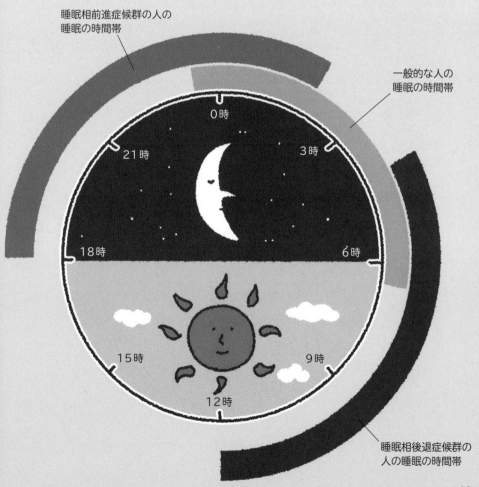

睡眠相前進症候群の人の
睡眠の時間帯

一般的な人の
睡眠の時間帯

0時

21時　　　　3時

18時　　　　6時

15時　　　　9時

12時

睡眠相後退症候群の
人の睡眠の時間帯

金しばりになるのはなぜ？

 博士，金しばりって何ですか？

 眠りはじめたときなどに，意識ははっきりしているのに，体を動かすことができないと感じる現象のことじゃな。周囲に人の気配を感じたり，何かが体の上に乗っていると感じたりする場合も多いようじゃ。

 へぇ〜。どうして金しばりになるんですか？

 ふむ。眠りには2種類ある。ノンレム睡眠とレム睡眠じゃ。レム睡眠中は，体中の筋肉の力が抜けているのに脳は活発にはたらいておる。眠りはじめのとき，普通ならノンレム睡眠からはじまるのじゃが，いきなりレム睡眠からはじまる場合もあって，そのような場合に金しばりになるようじゃの。

 じゃぁ，人の気配を感じたりするのはどうしてですか？

 そういう幻覚のようなものは，睡眠中の脳がつくりだしたものじゃよ。つまり夢じゃな。

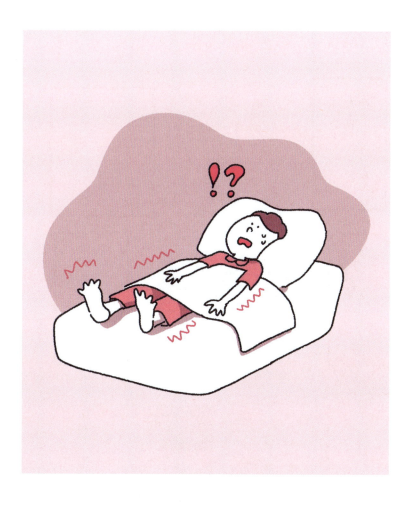

ベルガーの脳波発見

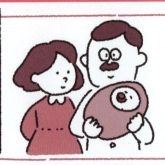

ドイツの神経科学者の
ハンス・ベルガー
（1873～1941）は

1873年、
ドイツの北バイエルンで
医師の息子として誕生

陸軍時代、間一髪で
助かったところ
それまで1度も連絡の
こなかった父から
安否の確認があった

それ以来
テレパシーの存在を
信じるようになる

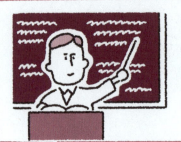

病院や軍に勤めたあと
大学で教授となる

教鞭をとりながら
脳波の研究にはげむ

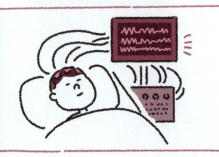

1924年、
ヒトの脳波の記録に
世界ではじめて成功した

ノーベル賞候補だった

脳波の記録に成功したベルガーにはノーベル賞が贈られる可能性があった

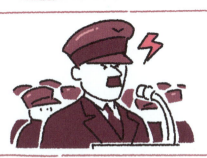

しかし当時のナチスはドイツ人がノーベル賞を受賞することを禁止

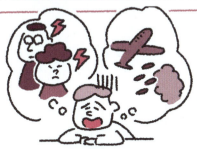

第二次世界大戦の激化で研究が進まなかったり

脳波測定のライバルがふえたりしたことから心身の健康をそこなう

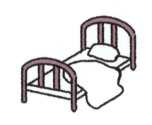

1941年、入院していた病院で首をつり、自殺。享年68歳

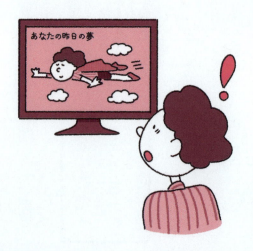

3. 睡眠と関係がある恐ろしい病

睡眠のとり方に問題があると，生活のリズムが整わないだけでなく，体に深刻な影響があらわれます。第3章では，睡眠負債が引きおこす健康リスクや，睡眠薬，睡眠と関係がある恐ろしい病気を紹介します。

1 睡眠時間は，短くても 長くても死亡率が高い

睡眠時間が7時間の人の死亡率が，最も低い

　日本で1988〜1999年に行われた調査によると，平日の夜の睡眠時間が7時間ほどの人の死亡率が，最も低くなりました。睡眠時間がそれよりも短くても長くても，死亡率は増加していました。他の国で行われた調査でも，似たような結果が出ているといいます。

睡眠負債は，心身に悪影響をおよぼす

　慢性的に睡眠時間が短い人は，睡眠負債がたまっていると考えられます。睡眠負債がたまっている状態のことを，医学の言葉では，「行動誘発性睡眠不足症候群」といいます。ただの寝不足ではすまされず，睡眠障害の一種とみなされているのです。

　睡眠負債をかかえている人の心身には，さまざまな悪影響がおよんでいる可能性があります。肥満や高血圧，糖尿病は，その代表的な例です。最近では，がんや認知症にも関係があるといわれています。

　一方，睡眠時間の長い人の死亡率が高いのは，長く眠ることが悪影響をもたらしているというよりは，何らかの病気をかかえているために長く寝ざるをえなくなっている可能性が考えられます。

睡眠時間と死亡率の関係

平均的な睡眠時間（30分未満は切り捨て，30分以上はくり上げ）と死亡率の関係を示したグラフです。7時間眠っている人にくらべて，睡眠時間が短い人ほど，また逆に長い人ほど，死亡率が高くなっています。

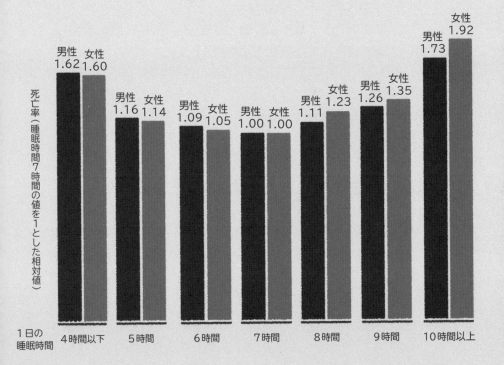

死亡率（睡眠時間7時間の値を1とした相対値）

1日の睡眠時間	4時間以下	5時間	6時間	7時間	8時間	9時間	10時間以上
男性	1.62	1.16	1.09	1.00	1.11	1.26	1.73
女性	1.60	1.14	1.05	1.00	1.23	1.35	1.92

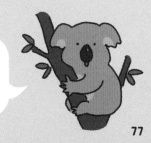

忙しくても睡眠時間が不足しないように気をつけなきゃいけないコア。

77

2 ショートスリーパーになれるかどうかは，遺伝子次第

真のショートスリーパーは，数百人に1人以下

　1日およそ5時間以下の睡眠時間で問題のない人を，「ショートスリーパー」とよびます。ただし真のショートスリーパーは，数百人に1人以下しかおらず，きわめてまれです。

　逆に，毎日長い時間眠る人を，「ロングスリーパー」とよびます。ドイツの物理学者のアルバート・アインシュタイン（1879〜1955）は，1日10時間ほど眠るロングスリーパーだったといわれています。

無理に短時間睡眠をつづけると，健康に悪い

　ショートスリーパーになるかどうかは，遺伝子で決まると考えられています。訓練でショートスリーパーになれると主張する人もいるものの，科学的な根拠はありません。無理に短時間睡眠をつづけていると，健康に悪影響が出る可能性があります。

　1日に4時間しか眠らなかったといわれるフランスの皇帝ナポレオン・ボナパルト（1769〜1821）も，実は日中よく居眠りをしていたと伝えられています。ショートスリーパーだと自称する人の中には，日中に居眠りをして，睡眠時間を補っている人も多いのです。

偉人の睡眠時間

歴史上の人物にも,睡眠時間が短い人と長い人がいたようです。よく知られているのが,ショートスリーパーといわれていたナポレオンと,ロングスリーパーだったアインシュタインです。

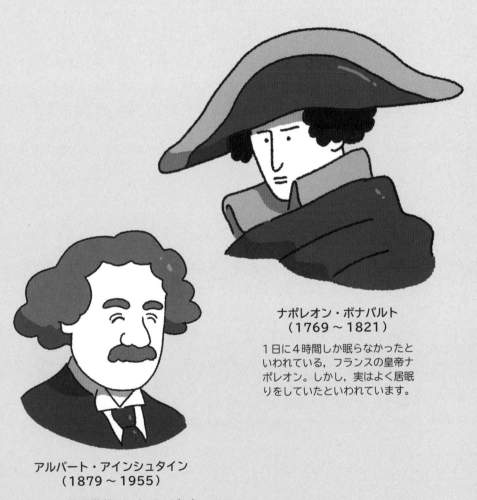

ナポレオン・ボナパルト
(1769 ～ 1821)

1日に4時間しか眠らなかったといわれている,フランスの皇帝ナポレオン。しかし,実はよく居眠りをしていたといわれています。

アルバート・アインシュタイン
(1879 ～ 1955)

ドイツの物理学者のアインシュタインは,1日に10時間ほど眠るロングスリーパーだったといわれています。

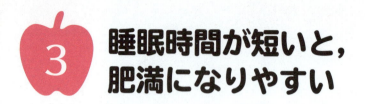

3 睡眠時間が短いと，肥満になりやすい

睡眠8時間以下の子は，肥満の度合いが3倍高い

　「睡眠時間が短い人ほど，太っている傾向がある」。世界各地で行われた大規模な調査では，このような結果が何度も報告されています。子供でも大人でも，この傾向は同じです。たとえば富山県の児童およそ1万人を対象にした調査では，毎日10時間以上睡眠をとっている子供にくらべて，8時間以下しか眠っていない子供は，肥満の度合いが3倍近くも高くなっていました。

睡眠6時間だと，睡眠7時間よりも体重1キロ増

　大人の場合では，1時間睡眠時間が少なくなると，肥満の程度を示す指標であるBMIが0.35あがっていました。BMIは，「体重（kg）」を「身長（m）の2乗」で割った数値のことで，日本ではBMI25以上の場合に肥満とされています。

　BMIが0.35ふえるというのは，身長1.70メートルの人の場合，体重がおよそ1キログラムにふえることに相当します。つまり，6時間の睡眠をとる人は，7時間の睡眠をとる人よりも，体重がおよそ1キログラム多いということが大規模な調査から読み取れるのです。

1日の睡眠時間とBMIの関係

グラフは，1日の睡眠時間とBMIの関係をあらわしたものです。アメリカの男女約3000人を対象に行われた調査の結果です。とくに，睡眠時間が5時間以下および6時間以下しか眠っていない人は，7〜8時間眠っている人にくらべると，BMIが明らかに高くなっていました。

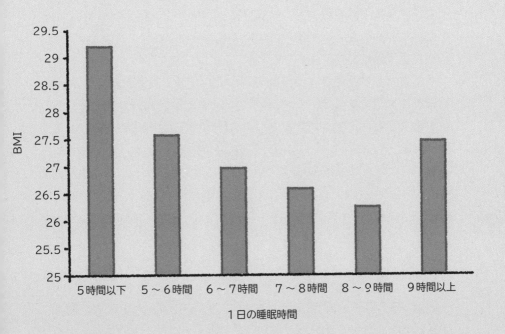

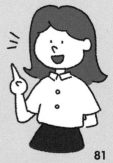

睡眠時間が短い人には，
太っている人が多いのね。

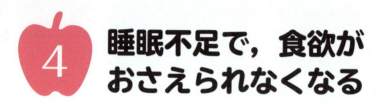

睡眠不足で，食欲が おさえられなくなる

食欲を増加させるホルモンの分泌量がふえる

　大規模なアンケート調査だけでは，睡眠不足が肥満をまねいているのか，肥満の人は睡眠不足になりやすいのか，その因果関係はわかりません。もし睡眠不足が肥満をまねいているとすれば，次の二つのしくみが考えられます。

　一つは，食欲に関係するホルモンの変化です。睡眠不足になると，食欲を増加させる「グレリン」などのホルモンの分泌量がふえる一方で，食欲をおさえる「レプチン」などのホルモンの分泌量が減ってしまいます。その結果，食べる量がふえると考えられます。もう一つは，運動不足です。睡眠が足りていないと，昼間でも眠くなり，疲労感が強くなります。そのため運動をしなくなり，肥満が進んでしまうのです。

十分な睡眠をとると，ホルモンの分泌量が正常化

　大規模アンケート調査では，ほかにも高血圧や糖尿病などが，睡眠不足と関連があることがわかっています。十分な睡眠をとると，血糖値が下がったり，さまざまなホルモンの分泌量が正常化したりするという報告があります。

肥満に向かうしくみ

睡眠負債がたまると，食欲を高めるホルモンのグレリンがふえ，食欲が増しやすくなります。一方，食欲を下げるホルモンのレプチンは減少し，食欲をおさえにくくなります。グレリンは主に胃でつくられ，レプチンは全身の脂肪細胞でつくられます。

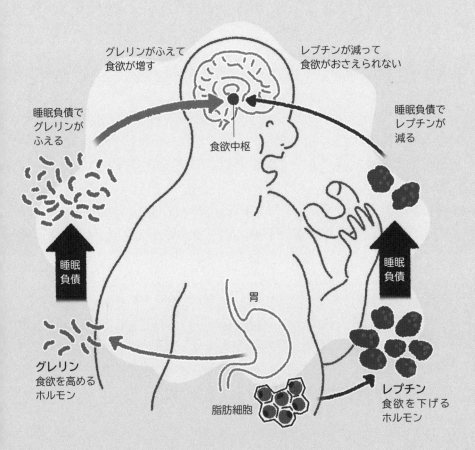

グレリンがふえて
食欲が増す

レプチンが減って
食欲がおさえられない

睡眠負債で
グレリンが
ふえる

睡眠負債で
レプチンが
減る

食欲中枢

睡眠
負債

睡眠
負債

胃

グレリン
食欲を高める
ホルモン

脂肪細胞

レプチン
食欲を下げる
ホルモン

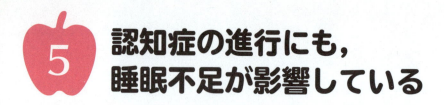

認知症の進行にも，睡眠不足が影響している

タンパク質の老廃物が，脳内に蓄積する

　睡眠時間の短い人ほど，認知症の発症リスクが高いことが報告されています。認知症の中で最もよくみられるのが，「アルツハイマー病」です。「アミロイドβ」とよばれるタンパク質の老廃物が脳内に異常に蓄積するのが特徴で，それによって脳の神経細胞がこわされ，記憶や思考に問題が生じると考えられています。

老廃物の洗い流しは，主に寝ている間に行われる

　最新の研究によれば，脳では老廃物を文字どおり洗い流していることがわかってきました。脳や脊髄には，「脳脊髄液」とよばれる体液があります。この脳脊髄液は，脳の動脈の周囲にある「動脈周囲腔」という通り道を伝って脳内に入りこみます。そして，老廃物を押し流しながら，今度は静脈の周囲にある「静脈周囲腔」という通り道を通って，脳の外へと運ばれます。動脈周囲腔から静脈周囲腔へ移動する間に，脳の老廃物を洗い流しているわけです。そして，この脳脊髄液による洗い流しは，起きているときよりも，寝ている間にさかんに行われることを示す研究成果が，最近報告されました。

脳の老廃物を洗い流すしくみ

脳内の老廃物である，アミロイドβを洗い流すしくみをえがきました。脳脊髄液は，動脈の周囲を伝って脳に入りこみ，脳内にしみだします。そして，脳脊髄液は脳内に広がりながら，アミロイドβを押し流し，静脈の周囲を伝って脳の外へと出ていきます。

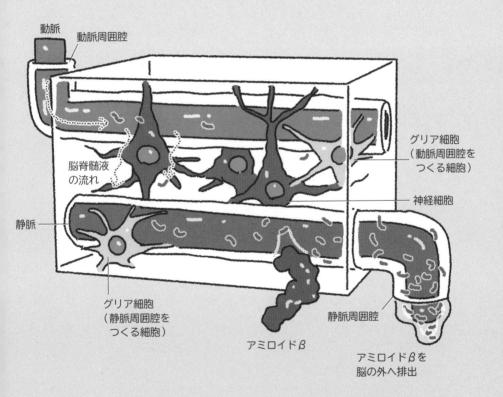

動脈
動脈周囲腔
グリア細胞
（動脈周囲腔を
つくる細胞）
脳脊髄液
の流れ
神経細胞
静脈
グリア細胞
（静脈周囲腔を
つくる細胞）
静脈周囲腔
アミロイドβ
アミロイドβを
脳の外へ排出

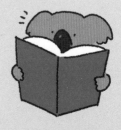

脳に，老廃物を洗い流すしくみが
あるなんて，知らなかったコア。

85

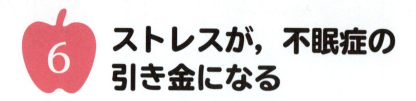

ストレスが，不眠症の引き金になる

心配性な人は，不眠症になりやすい

　眠りたいのに眠れない，夜中に目が覚めてしまうなど，満足のいく睡眠ができないことがあります。こうした睡眠障害が，「不眠症」です。
　「3Pモデル」とよばれる仮説では，不眠症に至る要因には三つあると考えます。一つ目は，その人の年齢や性別，性格などの，不眠症の発症のしやすさを左右する「素因」です。たとえば，心配性の人は不眠症になりやすいといわれます。また，女性は男性より不眠症になりやすい傾向があります。

長い昼寝やカフェインが，不眠症を慢性化させる

　二つ目は，素因をもつ人に不眠症を発症させる「促進因子」の発生です。たとえば，災害がおきたり，自分や家族が病気になったりといったストレスが，発症の引き金になります。
　三つ目は，不眠症をこじらせる「持続因子」です。たとえば，長い昼寝やカフェインの多量摂取などのよくない習慣をつづけていると，不眠症が長引き，慢性化してしまいます。

不眠症の主な四つのタイプ

　不眠症には，主に四つのタイプがあります。なかなか寝付けない「入眠障害」，何度も目が覚めてしまう「中途覚醒」，予定より早く目覚めてその後寝つけない「早朝覚醒」，睡眠時間は十分なのにぐっすり眠った気がしない「熟眠障害」の四つです。

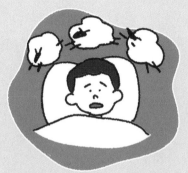

入眠障害
横になってもなかなか寝つけず，それによって苦痛を感じるタイプの不眠症です。悩みごとや考えごとがある場合におきやすいといわれます。

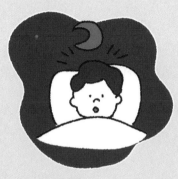

中途覚醒
睡眠中に何度も目が覚め，いったん目が覚めるとなかなか寝つけないタイプの不眠症です。入眠には問題がないのが特徴です。高齢者によくみられます。

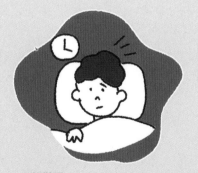

早朝覚醒
予定よりずっと早く目が覚めてしまい，その後なかなか寝つけなくなるタイプの不眠症です。高齢者によくみられます。

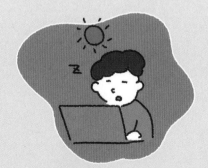

熟眠障害
睡眠時間は十分なのに，ぐっすり眠った気がしないというタイプの不眠症です。眠りが浅く，長い間夢を見る傾向があります。

7 睡眠薬には、三つのタイプがある

眠りをもたらす脳内物質のはたらきを強める

　現在，不眠症などの睡眠障害の治療に使われている睡眠薬は，大きく三つに分けることができます。一つ目は，脳内物質の「GABA」のはたらきを強める薬です。GABAは，不安をやわらげ，眠りをもたらす脳内物質です。GABAのはたらきを強める薬には，「ベンゾジアゼピン系睡眠薬」と「非ベンゾジアゼピン系睡眠薬」があります。睡眠障害の治療で，最もよく使われています。近年では，依存性や，飲むのをやめると飲む前よりも眠れなくなることが問題となっています。

脳を夜モードにするホルモンを模倣する

　二つ目は，日本では2010年から治療で使われはじめた，「メラトニン受容体作動薬」です。脳を夜モードにするホルモンの「メラトニン」を模倣することで，眠気をもたらす薬です。
　三つ目は，「オレキシン受容体拮抗薬」です。「オレキシン」は，安定して覚醒しつづけているために必要な脳内物質です。そのオレキシンのはたらきをじゃますることで，眠気をもたらします。
　睡眠のことで悩みがあれば，専門家に相談しましょう。

睡眠薬の種類

睡眠薬には，三つのタイプがあります。GABAのはたらきを
強めるもの，メラトニンを模倣するもの，オレキシンのはたら
きを邪魔するものです。どの薬をどのくらいの用量で使うのか
は，年齢や症状などによってことなります。

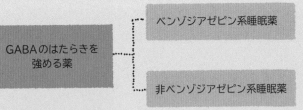

GABAのはたらきを強める薬	ベンゾジアゼピン系睡眠薬	トリアゾラム（商品名ハルシオン） エチゾラム（商品名デパス）
	非ベンゾジアゼピン系睡眠薬	ゾルピデム（商品名マイスリー） ゾピクロン（商品名アモバン）
メラトニン受容体作動薬	ラメルテオン（商品名ロゼレム）	
オレキシン受容体拮抗薬	スボレキサント（商品名ベルムソラ） レンボレキサント（商品名デエビゴ）	

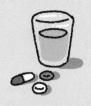

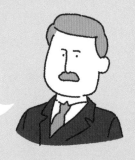

睡眠薬を利用する場合は，
必ず医師の指示にしたがおう。

覚醒物質の発見が, 新たな睡眠薬を生んだ

オレキシンをつくれないマウスは, 突然眠る

　オレキシンは, もともとは食欲を脳内でコントロールする物質だと考えられていました。**ところが, 生まれつきオレキシンをつくれないマウスが, 突然眠りにおちてしまうことが判明しました。**この症状は, 日中に異常な眠気に襲われて突然眠ってしまう, 深刻な睡眠障害である「ナルコレプシー」と同じでした。こうしてオレキシンは, 安定して覚醒しつづけるために必要な脳内物質であることがわかりました。

オレキシンが受容体に結合するのをブロックする

　脳の視床下部には, 覚醒状態を維持するための部位があり,「覚醒中枢」とよばれています。覚醒中枢にある神経細胞の表面には, オレキシンの受容体があります。ここにオレキシンが結合すると, 覚醒シグナルが生まれて, 覚醒状態が維持されます。

　このメカニズムに注目し, 開発されたのが, 88ページで紹介した睡眠薬です。**オレキシンの受容体にオレキシンが結合するのをブロックすることで, 眠りに誘います。**従来の睡眠薬よりも副作用が比較的少なく, 依存性もないとされています。

オレキシンと睡眠薬

覚醒中枢の神経細胞の細胞膜には，オレキシン受容体があります。
このオレキシン受容体にオレキシンが結合すると，覚醒シグナル
が生まれ，覚醒状態が維持されます。逆に，受容体へのオレキシ
ンの結合をブロックすれば，睡眠にみちびくことができます。

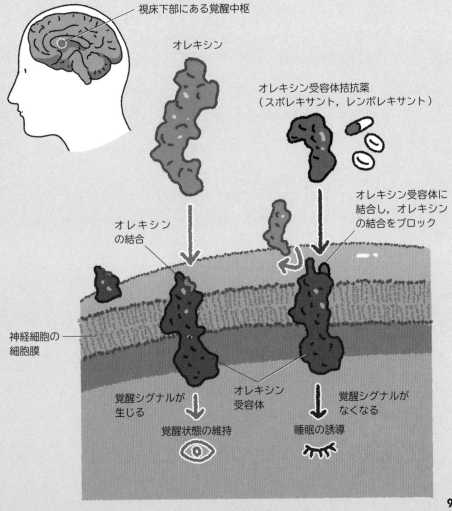

視床下部にある覚醒中枢

オレキシン

オレキシン受容体拮抗薬
（スボレキサント，レンボレキサント）

オレキシン受容体に
結合し，オレキシン
の結合をブロック

オレキシン
の結合

神経細胞の
細胞膜

覚醒シグナルが
生じる

オレキシン
受容体

覚醒シグナルが
なくなる

覚醒状態の維持

睡眠の誘導

博士!
教えて!!

退屈な授業で眠くなるのはなぜ？

 博士，なんで面白くない授業って眠くなるんでしょう？

 ぎくっ。わしの話のことかの？　興味がないときに眠くなるしくみは完全にはわかっておらんが，アデノシンという脳内物質が関係しておる。脳の「側坐核」というところの神経細胞がアデノシンをキャッチすると，眠気が誘発されるのじゃ。

 じゃあ，面白い授業で目が覚めるのはなんですか？

 ふむ。マウスに好物のチョコレートをあたえたり，異性のマウスと同居させたりすると，側坐核の神経細胞の活動がおさえられて，睡眠量が減ったという実験がある。

 ああ，それはなんとなくわかります。

 うむ。やる気のあがる刺激があると，アデノシンを受けとった神経細胞の眠りを誘導するはたらきがおさえられて，眠気が吹き飛ぶようじゃの。

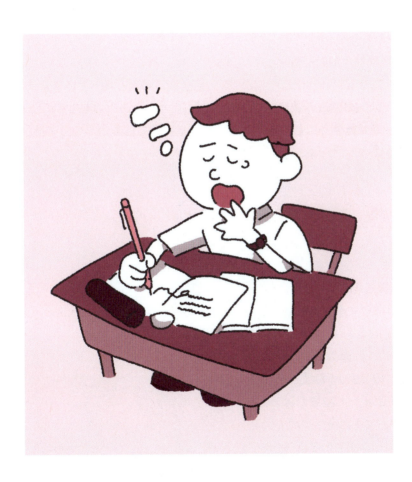

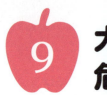

9 大きないびきは，病気の危険信号かもしれない

空気の流れに抵抗が生じると，いびきが出る

すやすやと静かに寝入っている状態では，鼻や口から入ってきた空気は，おきている状態と同じように，抵抗なく肺へと入っていきます。**一方，肺への空気の通り道である「気道」のうち，のどのあたりの「上気道」がせばまるなどして空気の流れに抵抗が生じると，のどの周囲が振動して，うるさい音が出ます。**これが，「いびき」です。

いびきの原因

正常な睡眠時には，気道に，空気が抵抗なく通れるだけの十分な広さがあります（左ページ）。重力の影響などで舌の根元が下がり，気道がせばまって空気の流れに抵抗が生じると，のどが振動し，いびきをかきます（右ページ）。

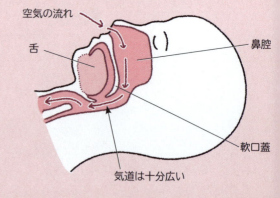

正常な睡眠時
気道に，空気が抵抗なく通れるだけの十分な広さがあります。

空気の流れ

舌

鼻腔

軟口蓋

気道は十分広い

肥満の人は，いびきをかきやすい

　気道がせばまる原因は，いくつかあります。まず，あおむけに寝ることで，舌の根元や「軟口蓋」などが重力で下がり，気道をせばめます。軟口蓋は，口腔と鼻腔をしきる壁のうち，のどに近いやわらかい部分です。さらに，睡眠状態に入ると筋肉がゆるむので，舌の根元はさらに下がっていきます。**以上のことに加え，肥満の人で，のどの内側に脂肪がついていると，いびきをかきやすくなります。**また，やせている人でも，下あごが小さかったり，ひっこんでいたりすると，いびきをかきやすいといわれています。

　いびきは，横向きやうつぶせで眠ったり，寝酒をやめたり，肥満の人は減量したりすることで改善する場合もあります。

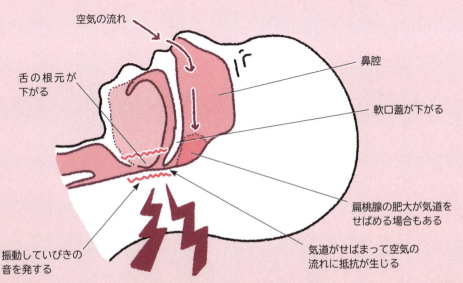

いびき・無呼吸時
重力の影響などで舌の根元などが下がり，
気道がせばまって空気の流れに抵抗が生じています。

空気の流れ

鼻腔

舌の根元が
下がる

軟口蓋が下がる

扁桃腺の肥大が気道を
せばめる場合もある

振動していびきの
音を発する

気道がせばまって空気の
流れに抵抗が生じる

10 呼吸が止まる！「睡眠時無呼吸症候群」

寝ている間も，体が休まらない

　　眠っているときに大きないびきをかき，ときどき10秒以上呼吸が止まるようなら，それは「睡眠時無呼吸症候群」かもしれません。自分ではわからないので，身近な人から指摘を受けて気づくのが一般的です。自分の症状に気づかずにいる人が，とても多いのが特徴です。

　睡眠時無呼吸症候群では，睡眠が何度も中断し，深い睡眠であるノ

空気を送りこむ治療法

睡眠時無呼吸症候群の状態と，その代表的な治療方法である「CPAP療法」をえがきました。CPAP療法は，睡眠中に鼻から空気を送りこむことで，舌や，口の奥にある軟口蓋が気道をふさぐのを防ぎます。

睡眠時無呼吸症候群

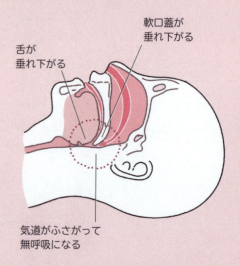

舌が垂れ下がる

軟口蓋が垂れ下がる

気道がふさがって無呼吸になる

ンレム睡眠のステージ3と，レム睡眠が少なくなります。寝ている間
も体が休まらず，十分な休息になりません。疲れがとれないので，長
く眠る傾向があり，長く寝たからといって元気になるわけでもありま
せん。日中も強い眠気があり，疲労感がとれません。

治療を行うと，高血圧や糖尿病が改善

　この睡眠障害の解決方法は，気道がふさがらないようにすることで
す。肥満の人は，やせるだけで改善することがあります。また，寝る
ときに鼻から空気を送りつづける治療法があります。このような治療
を行うと，熟睡できるため，体が休まり，高血圧や糖尿病が改善する
ことがわかっています。

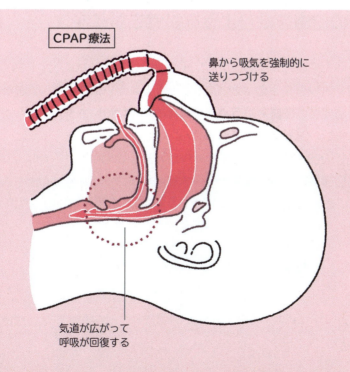

CPAP療法

鼻から吸気を強制的に
送りつづける

気道が広がって
呼吸が回復する

11 寝ているときに 手足がビクッとなる！

筋肉の収縮を，数十秒ごとにくりかえす

　睡眠中に，腕や脚の筋肉がビクッと収縮することがあります。**これを数十秒ごとにくりかえしつづけるのが，「周期性四肢運動障害」とよばれる睡眠障害です。**筋肉が収縮していることに，本人は気がつかないことも多いようです。睡眠が分断されてしまうので，日中に眠たくなります。

虫が足の皮膚をはうような錯覚をおこす

　眠ろうとするときや睡眠中に，足を動かしたくてたまらなくなる睡眠障害もあります。**「むずむず脚症候群（レストレスレッグス症候群）」です。虫が足の皮膚をはうような錯覚や，足がむずがゆいなどの感覚をともない，眠ることができません。**

　周期性四肢運動障害とむずむず脚症候群の原因は，はっきりとはわかっていません。しかし両者は，表裏一体の関係にあるといわれています。これらの症状に心当たりがある場合は，睡眠外来のある病院や，日本睡眠学会の認定を受けた睡眠専門医を受診するとよいでしょう。

むずむず脚症候群

むずむず脚症候群は，虫が足の皮膚をはうような錯覚や，足がむずがゆいなどの感覚があり，眠れなくなる睡眠障害です。日本国内の患者数は，推定で人口の3〜4％とされています。

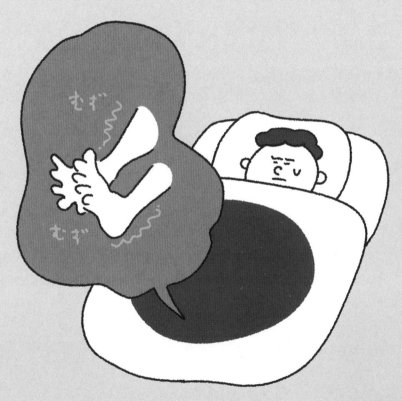

寝るときの足のむずむずで悩んでいる人は，意外に多いのね。

12 強い眠気に襲われる難病「ナルコレプシー」

会話中や運転中でも，強い眠気に襲われる

　長い会議中などに眠気がやってくることは，だれにでもあります。しかし，会話中や運転中などの緊張した場面であっても，耐えがたいほどの強い眠気に襲われて，それが日中になんどもくりかえすようであれば，「ナルコレプシー」という病気かもしれません。

患者のほとんどは，オレキシンがない

　覚醒と睡眠を切りかえるうえで重要な役割を果たすのが，オレキシンです。ナルコレプシーの患者のほとんどは，このオレキシンが脳内でつくられなくなっていると考えられています。
　オレキシンがないと，覚醒の維持が不安定になり，時と場所を選ばずに，突然，眠気がやってくるようになります。覚醒と睡眠が頻繁に入れかわりやすくなることから，寝ている間に目が覚めてしまうこともあります。喜びや笑いで感情が大きく変化するときに筋肉が脱力してしまう，「情動脱力発作」がおきやすいこともナルコレプシーの特徴です。ナルコレプシーは，社会生活を送るうえで大きな失敗や事故にもつながる，深刻な病だといえます。

ナルコレプシーの原因

覚醒中枢の神経細胞の細胞膜には，オレキシン受容体があります。この受容体にオレキシンが結合することで，覚醒状態が維持されます。しかしナルコレプシーの人は，オレキシンをつくることができないため，覚醒を維持できません。オレキシンのかわりに受容体と結合する物質を，薬として利用する研究も進められています。

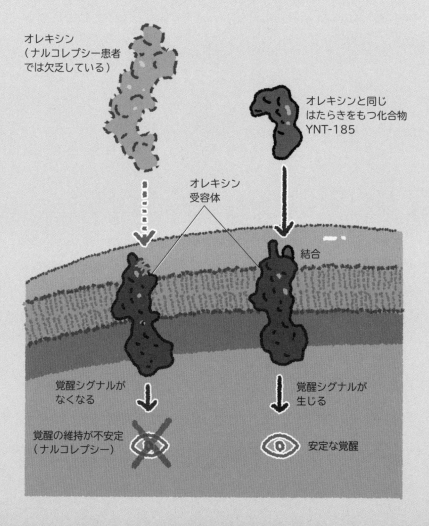

オレキシン
（ナルコレプシー患者
では欠乏している）

オレキシンと同じ
はたらきをもつ化合物
YNT-185

オレキシン
受容体

結合

覚醒シグナルが
なくなる

覚醒シグナルが
生じる

覚醒の維持が不安定
（ナルコレプシー）

安定な覚醒

101

13 眠っている間に動きまわる！「夢遊病」

睡眠期間のはじめの３分の１におきやすい

「睡眠時遊行症（夢遊病）」は，睡眠中におきだして，うろうろと歩いたり服を着替えようとしたりと，さまざまな行動をとる疾患です。ときには家から出ていってしまうこともあるため，けがをしたり事故にあったりする危険もあります。たいてい，周囲がやさしく誘導すると，ふたたび眠ります。この睡眠時遊行はたいてい，夜間の睡眠期間のはじめの３分の１の間におこります。また，深い眠りに入っているときにむりやりおこしたりすると，睡眠時遊行をおこす場合もあります。

子どもの１０～３０％は，１回以上経験する

睡眠時遊行症は，一般に４～８歳の間に発症し，最も頻度が高いのは12歳前後です。子供の１０～３０％がこの症状を１回以上経験しており，何回も経験するのは２～３％ということです。年齢が増すにつれて，発症頻度は低下します。睡眠時遊行をする人の80％は，家族にも睡眠時遊行症や「睡眠時驚愕症（夜驚症）」がみられるといいます。睡眠時驚愕症は，睡眠中に絶叫したり突然大声で泣きだしたりする疾患です。

子どもに多い夢遊病

睡眠時遊行症（夢遊病）は，睡眠中にさまざまな行動をとる疾患です。子どもにみられることが多く，年齢が増すと発症頻度は低下します。夢遊行動や夜驚症の子供を，無理におこしたりなだめたりする必要はありません。けがなどしないよう，そっと見守るだけで十分です。

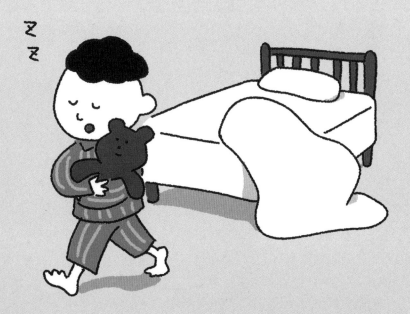

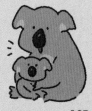

自分が眠っているところをビデオにとってみたいコア。

あくびは，なんで出るの？

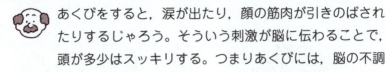

 博士，あくびって，どうして出るんですか？

あくびをすると，涙が出たり，顔の筋肉が引きのばされたりするじゃろう。そういう刺激が脳に伝わることで，頭が多少はスッキリする。つまりあくびには，脳の不調に反応して，脳を覚醒させる役割があるようじゃ。

へぇ～。あくびには，大切な役割があったんですね。でも，人があくびをしているのを見て，自分もあくびが出たことがあります。あくびがうつるのは，なんでなんですか？

あくびがうつるのは，共感の心のはたらきがかかわっていると考えられておる。なんとチンパンジーや犬にも，人間のあくびがうつることがあるそうじゃよ。

そうなんだ。今度あくびが出そうになったら，となりの家のタロウに試してみようっと。

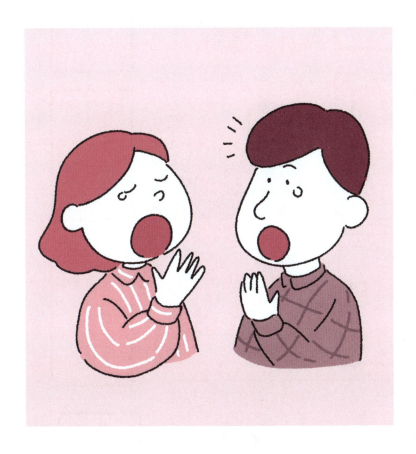

アセリンスキーと息子

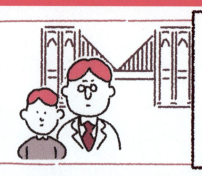

アメリカの科学者の
ユージン・アセリンスキー
（1921〜1998）は

1921年、
ニューヨークで誕生
歯科医師の息子だった

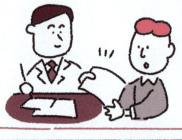

大学院生のとき
眠っている人の眼球の
動きを観察する課題を

指導教授だった
ナサニエル・クライトマン
（1895〜1999）
に命じられる

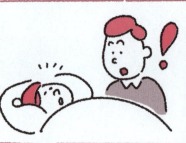

予備実験として
7歳の息子の睡眠時の
まぶたを観察すると

眠って1〜数時間後に
まぶたを急速に動かす
ことに気づいた

直後に息子をおこして
質問すると
夢を見ていたと答えた

レム睡眠の発見

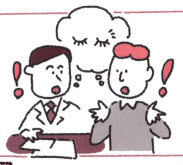

アセリンスキーはクライトマン教授にこのことを報告した

そして2人は眼球運動と夢の関連性に気づいた

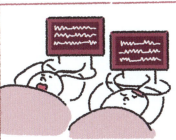

この関連をよりくわしく調べるべく、1000人のボランティアに対して脳波計などを使用した研究が行われた

すると睡眠中にまぶたを動かしていた人の80%が夢を見ていたと答えた

レム睡眠の発見である

これによってアセリンスキーとクライトマンは近代的な睡眠研究の創始者となった

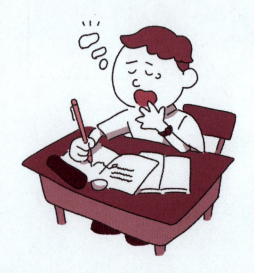

4. 動物たちの 睡眠と冬眠

自然界の動物たちは，ヒトとはちがった睡眠のスタイルをもつ
ものが多くいます。たとえばイルカは，脳の半分ずつ眠ること
が知られています。第4章では，動物たちの睡眠と冬眠につい
て紹介します。

1 イルカやクジラは，脳の半分ずつ眠る

大脳の右半球と左半球とが，交互に眠る

　眠ることは，外敵のいる野生動物にとって，基本的に無防備で危険な行為です。また，眠ってしまうと食事や移動もできなくなります。

　こうした問題を解決するために，動物の中には，人とはことなるユニークな睡眠を行うものがいます。水面に上がらないと呼吸ができないイルカやクジラ，何日も海の上を飛びつづけなければならないカモメやアホウドリなどの渡り鳥は，大脳の右半球と左半球とが交互に眠る「半球睡眠」を行うことが知られています。つねに左右どちらかの脳がおきていて，眠りながら泳いだり飛んだりできるのです。

軟体動物や昆虫にも，睡眠がみられる

　睡眠のスタイルや量は，動物によってさまざまです。哺乳類や魚類などの脊椎動物は，例外なく眠るといわれています。軟体動物や昆虫，線虫などにも，睡眠とよべる休息がみられます。動物の進化において，睡眠にはリスクや不利益を上まわる大きな利点があったのでしょう。ノンレム睡眠中に行われる脳のメンテナンスが，睡眠の最も本質的な役割であると考える研究者もいます。

動物たちの眠り方

イルカの仲間は，泳ぎながら半球睡眠ができます。アホウドリ
やカモメも，イルカと同じく半球睡眠を行い，飛びながら眠る
ことができます。アフリカゾウの親は，周囲を警戒しながら，
立ったままうとうとする立ち寝ができます。アフリカゾウの子
は，親に守られて，横になって眠ります。

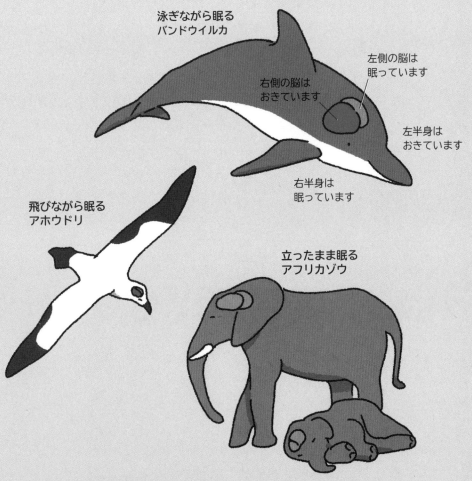

泳ぎながら眠る
バンドウイルカ

左側の脳は
眠っています

右側の脳は
おきています

左半身は
おきています

右半身は
眠っています

飛びながら眠る
アホウドリ

立ったまま眠る
アフリカゾウ

動物たちの睡眠時間

　キリンやゾウは，1日に2〜4時間程度しか眠りません。しかもほとんど立ったまま眠り，横たわって眠るのはレム睡眠中のごく短い間に限られます。

　睡眠時間が，もっと短い動物もいます。水族館で飼育されているマグロは，夜間に6秒間ほど泳ぐ速度が落ちることがあり，その間に眠っていると考えられています。反対にコアラは，1日に18〜22時間も眠ります。コアラの主食は，繊維質で栄養価が低く，毒を含むユーカリの葉です。コアラが長く眠るのは，このユーカリの葉の消化に多くのエネルギーを必用とするためだと考えられています。コアラほどではないものの，ナマケモノも1日に20時間ほど眠る，ロングスリーパーです。

　一方，昆虫は，特定の時刻にじっと動かなくなることがあり，そのときに睡眠をとっているようです。ショウジョウバエは，1日の70％の時間をじっとしてすごしています。

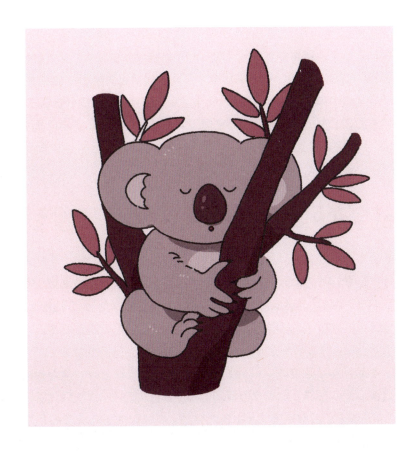

2 全身の活動を
休止させる「冬眠」

巣穴や洞窟にこもり，じっと寝てすごす

　動物にとって，寒さがきびしくなったり食料がとりにくくなったりする冬は，何かと生きづらい季節です。両生類や爬虫類のみならず，鳥類や哺乳類の中にも，冬の数か月間を冬眠してすごすものがいます。巣穴や洞窟にこもって，ただじっと寝て乗り切るのです。日本の哺乳類では，北海道に生息するシマリスやヒグマなどが，冬眠を行います。

体温はわずか5℃，心拍数は1分あたり10回未満

　冬眠している動物は，一見すると単にぬくぬくと寝ているようにみえます。しかしその体は，異常な状態になっています。たとえばシベリアシマリスでは，体温はわずか5℃，心拍数は1分あたり10回未満，呼吸数は1分あたり数回程度であるなど，まるで瀕死の状態です。

　このように，動物が一定期間，低体温，低代謝，低活動状態でエネルギーを節約する現象を，「休眠」とよびます。代謝とは，体内の物質を分解したり合成したりする反応です。休眠のうち，1回の休眠時間が24時間をこえないものが「日内休眠」，24時間をこえて冬におきる休眠が「冬眠」です。

冬眠する哺乳類たち

冬眠する哺乳類の一部をえがきました。冬眠は，特定のグループの哺乳類にだけみられる特徴ではなく，さまざまな系統の哺乳類に広く受けつがれてきた習性のようです。

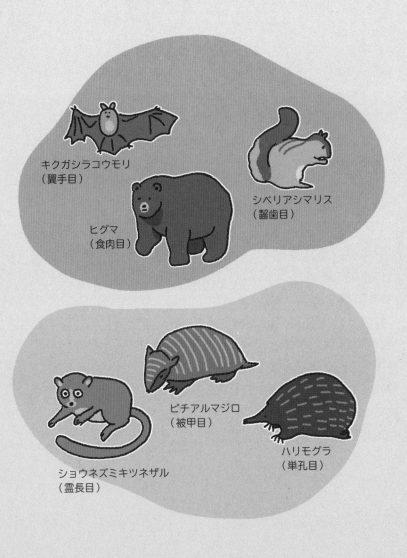

キクガシラコウモリ
（翼手目）

ヒグマ
（食肉目）

シベリアシマリス
（齧歯目）

ショウネズミキツネザル
（霊長目）

ピチアルマジロ
（被甲目）

ハリモグラ
（単孔目）

115

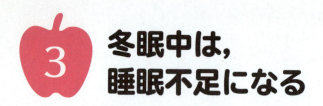

3 冬眠中は，睡眠不足になる

急激に体温が元にもどる「中途覚醒」

　冬眠中，哺乳類の体はずっと低体温なわけではありません。数時間〜数週間ごとに，急激に体温が元にもどる「中途覚醒」がおきます。中途覚醒の目的として考えられるものの一つは，体内で生じた老廃物の処理です。老廃物は肝臓で分解され，腎臓を通って体外へ出ていきます。冬眠中で分解すべき老廃物が減っているとはいえ，低体温では老廃物の処理能力に限界が生じ，老廃物が体内に蓄積してしまいます。そこで一時的に体温を上げて，老廃物の処理能力を高めるのです。

中途覚醒の期間に睡眠をとっているという仮説

　中途覚醒をしてすぐの動物の脳波を調べたところ，睡眠不足のあとに寝たときにあらわれるデルタ波が頻発していました。このことから，「冬眠中は眠っているわけではなく，実は睡眠不足なのではないか。そしてその睡眠不足を解消するために，中途覚醒の期間のうち，食事や排泄以外の横になっている時間に，ほんとうの睡眠をとっているのではないか」という仮説が出てきました。

　ただしこの仮説については反論もあり，決着はついていません。

冬眠している間の中途覚醒

グラフは，野外で冬眠したリチャードソンジリスの冬眠期の体温を記録したものです。中途覚醒がおきているときは，体温が上昇しています。

リチャードソンジリスの冬眠期における中途覚醒

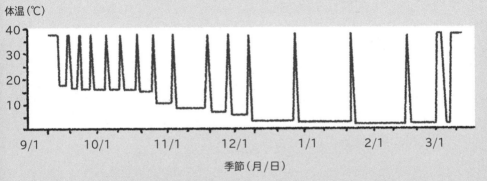

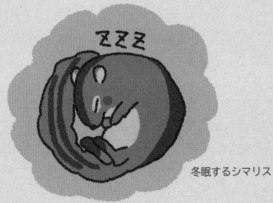

冬眠するシマリス

冬眠中，ときどき体温が元にもどるのね。

冬眠しないはずのマウスを，冬眠させることに成功

特定の神経細胞群を薬剤で興奮させた

　動物が冬眠をするしくみは，よくわかっていません。しかし2020年，画期的な研究成果が発表され，注目を集めました。筑波大学と理化学研究所の共同研究チームが，本来なら冬眠しないマウスを，人工的に冬眠のような状態にみちびくことに成功したのです。

　研究チームは，マウスの脳の「視床下部」に存在する特定の神経細胞群を薬剤で興奮させました。するとマウスの体温や代謝が，数日間にわたって大きく低下しました。マウスはこの状態になる前後で異常がみられず，冬眠と似た状態であることがわかりました。さらに，冬眠しないラットでも，同様の状態にみちびけることを確認しました。

ヒトも，冬眠と似た状態になれる可能性がある

　実験で興奮させた神経細胞群は，哺乳類全般がもっています。つまりヒトでも，冬眠と似た状態になれる可能性があるということです。冬眠と似た状態では，体に必要な酸素の量が減ります。そのため，たとえば脳の血管がつまる脳梗塞のような病気の際に，組織の損傷をおさえられる可能性があり，医療面での応用も期待されています。

視床下部の神経細胞群を刺激

研究チームは，薬剤で興奮させた視床下部の神経細胞群を「Q神経」と名づけました。Q神経が興奮すると，視床下部の「背内側核」にある神経細胞に向けて「グルタミン酸」などの神経伝達物質が放出され，冬眠に似た状態がみちびかれます。

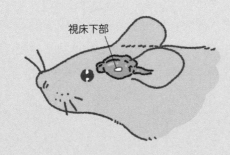

視床下部

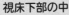

視床下部の中

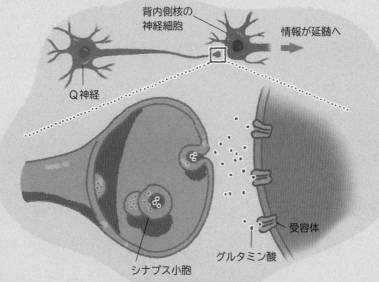

背内側核の
神経細胞

情報が延髄へ

Q神経

受容体

グルタミン酸

シナプス小胞

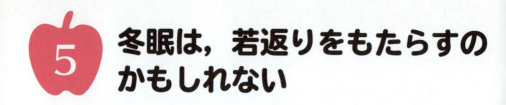

5 冬眠は，若返りをもたらすのかもしれない

冬眠動物は，体のサイズの割に長寿

　動物は，体のサイズが小さいほど短命の傾向があります。しかしシマリスやコウモリなどの冬眠動物は，サイズの割に長寿であることが指摘されていました。シマリスがもつ「HP」というタンパク質は，血液中の濃度が通常なら1年周期で変化しています。HPは，シマリスの体の冬眠の準備にかかわっている可能性があるといいます。実験によると，HPが1年周期の濃度変化をするシマリスの個体は，冬眠をしてもしなくても，約11年生きました。一方，HPの濃度変化がないシマリスの個体は，冬眠しない動物のラットくらいに短命でした。

シマリスは，若返りがおきている可能性がある

　冬眠中に加齢が停止するだけであれば，シマリスの寿命から一生分の冬眠期間を引いた年数が，シマリスの本来の寿命，つまり同サイズの冬眠しない動物の寿命と同じになりそうです。しかし実際は，それよりも長い年数になります。つまりシマリスは，体が冬眠できる状態になることで，加齢が停止しているのではなく，若返りがおきている可能性があるといいます。

シマリスとラットの寿命

シベリアシマリスと，ラットの寿命をくらべたグラフです。シマリスはさらに，「冬眠をおこせる環境で飼育したグループ」と「冬眠をおこせない環境で飼育したグループ」に分けられました。横軸は動物たちの年齢，縦軸は生き残っていた個体の割合をあらわしています。どちらのシマリスのグループも，寿命約3年のラットにくらべて，約11年という長寿でした。

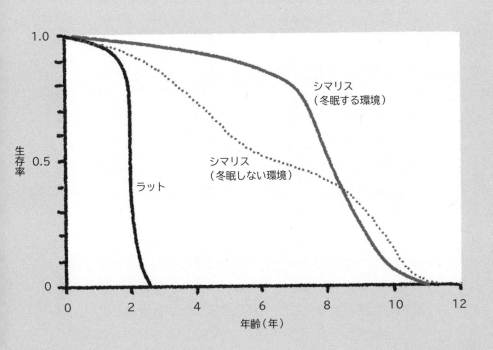

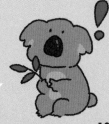

シマリスはラットにくらべて，
3倍以上の寿命だコア。

「夏眠」する動物たち

　動物のなかには，冬眠ではなく，「夏眠」をするものもいます。周囲の環境が高温や乾燥した状態になったとき，夏眠で乗り切るのです。昆虫やカタツムリなどに多く，魚類や両生類，爬虫類などにもみられます。

　アフリカなどの乾燥地に生息する，肺をもつ魚であるハイギョのなかまは，水が枯れる乾季に土の中で夏眠します。泥を干してつくったレンガの中から，雨の日にハイギョが夏眠から目覚めて出てきたという話もあります。オーストラリアの乾燥地に暮らすカエルは，分泌した粘液で体をつつんで夏眠し，地面の下で7年も生きることができるそうです。

　日本にも，夏眠する動物は意外と多くいます。たとえばイカナゴという魚は，水温が上がると海底の砂にもぐって夏眠します。瀬戸内海のイカナゴは，1年の半分近くを砂の中で夏眠して過ごすようです。最近の日本の夏は異常に暑いことから，夏眠する動物がうらやましく感じられた人もいるのではないでしょうか。

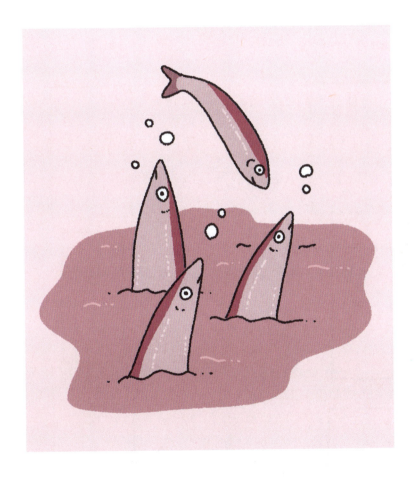

睡眠薬へのイメージ

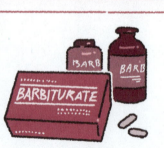

睡眠薬の歴史は1880年代までさかのぼる

向精神薬の一群であるバルビツール酸系がはじまりだ

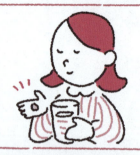

当時バルビツール酸系の睡眠薬は

世界で唯一の鎮静剤、睡眠薬としてあつかわれていた

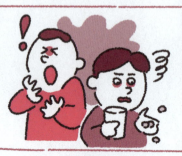

しかし依存性が高かったり

呼吸中枢を強く抑制して死に至ったりすることもあった

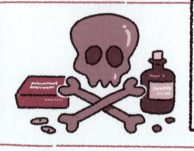

このことから「睡眠薬は恐ろしい薬」という印象が

社会に植えつけられてしまった

ステルンバッハの偶然

ポーランドの化学者の
レオ・ステルンバッハ
（1908～2005）は

アメリカで
精神薬の開発に
取り組むも
うまくいっていなかった

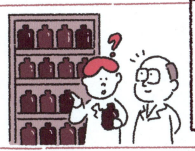

ある日
掃除をしていた助手が
棚の化合物を処分して
いいかたずねてきた

ステルンバッハは
念のため
その化合物の
薬理評価を依頼した

すると
その化合物には
強い睡眠鎮静作用が
あることがわかった

これが、世界初の
ベンゾジアゼピン系
薬剤であった

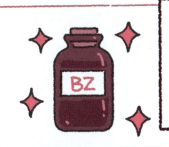

従来のものより安全な
ベンゾジアゼピン系の
睡眠薬は

現在、世界でいちばん
使用されている
睡眠薬となっている

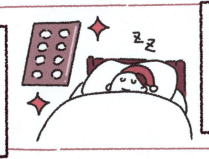

シリーズ第28弾!!

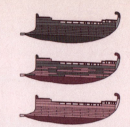

ニュートン式
超図解 最強に面白い!!

パラドックス

2020年12月下旬発売予定　A5判・128ページ　本体900円＋税

　パラドックスとは，正しそうにみえる前提や推論から，受け入れがたい結論がみちびかれることを指す言葉です。

　たとえば，「アキレスとカメ」というパラドックスがあります。俊足の英雄アキレスが，ゆっくり進むカメを追いかけます。アキレスの10メートル先にカメがいたとして，アキレスが10メートル進んだときにはカメは少しその先におり，アキレスがその地点にたどり着いたときにはカメはさらにもう少し先に進んでいます。アキレスは，いつまでたってもカメに追いつけないことになってしまいます。しかし現実には，そんなことはありません。

　本書では，このような不思議なパラドックスについて，"最強に"面白く紹介します。ぜひご期待ください！

余分な知識満載だポン！

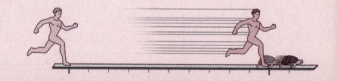

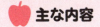 **主な内容**

イントロダクション

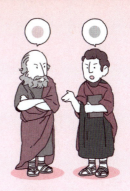

思考の迷宮 パラドックス
パラドックスの歴史

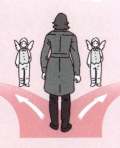

論理パラドックス

「黙秘」か「自白」か，選択できない！
「全員うそつき」という発言のパラドックス

数学のパラドックス

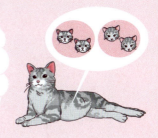

4匹の子猫のオス・メスの割合は1：1になりづらい
アキレスはカメに追いつけない？

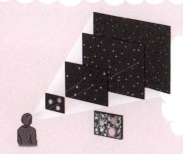

宇宙のパラドックス

もっと宇宙は明るいはず！
宇宙人はどこにいるのか！

物理学のパラドックス

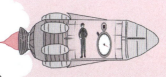

ロケットの兄と地球の弟，年をとるのはどっち？
過去へのタイムトラベルで，過去が変わってしまう

Staff

Editorial Management	木村直之
Editorial Staff	井手 亮，赤谷拓和
Cover Design	岩本陽一
Editorial Cooperation	株式会社 キャデック（渡邊 史）

Illustration

表紙カバー	羽田野乃花
表紙	羽田野乃花
11〜19	羽田野乃花
22-23	荻野瑶海さんのイラストを元に羽田野乃花が作成
25〜95	羽田野乃花
96-97	髙島達明さんのイラストを元に羽田野乃花が作成
99〜107	羽田野乃花
111	黒田清桐さんのイラストを元に羽田野乃花が作成
113〜125	羽田野乃花

監修（敬称略）：
柳沢正史（筑波大学国際統合睡眠医科学研究機構（IIS）機構長・教授）

本書は主に，Newton 別冊『睡眠の教科書』の一部記事を抜粋し，大幅に加筆・再編集したものです。

初出記事へのご協力者（敬称略）：
江藤 毅（新潟大学佐渡自然共生科学センター特任助教）
神谷之康（京都大学大学院情報学研究科教授，ATR客員室長）
近藤宣昭（元三菱化学生命科学研究所主任研究員）
正木美佳（九州保健福祉大学薬学部動物生命薬科学科講師）
森田哲夫（宮崎大学名誉教授）
柳沢正史（筑波大学国際統合睡眠医科学研究機構（IIS）機構長・教授）

ニュートン式 超図解 最強に面白い!!

睡 眠

2020年12月15日発行

発行人　高森康雄
編集人　木村直之
発行所　株式会社 ニュートンプレス　〒112-0012東京都文京区大塚3-11-6
　　　　https://www.newtonpress.co.jp/